海外館藏中醫古籍珍善本輯存（第一編）

第四册

劉金柱　羅　彬　主編

醫學正傳（三）
醫典襍鈔
醫範

廣陵書社

醫經醫理類

醫學正傳（三）

卷七—八

〔明〕虞摶 編集　寬永十一年刻本

醫學正傳卷之七目錄

○婦人科 上

四物一黄散　產宝黑龍丹　烏金散
調經散　正脾散　栀子仁散
琥珀散　交感地黄煎丸　七珍散
調中湯　定痛散　麻仁丸
羊肉湯　滋腸五仁丸　固經丸
熟乾地黄丸　拒勝湯　八味理中丸
旋覆花湯　四神散　當歸養血丸
猪腎子飲　當歸黄芪飲　當歸散
桃仁膏　硫黄湯　乳汁不通方
漏芦湯　鍾乳散　母猪蹄湯
丹溪活套

新編醫學正傳卷之七

花溪恒德老人虞　摶天民編集
姪孫虞守愚惟明校正
金陵三山街書坊松亭吳江繡梓

婦人科上

論

內經曰：二陽之病發心脾，有不得隱曲，女子不月，其傳爲風消，爲息賁者，死不治。難經曰：心主血，肝納血，肺主氣，腎納氣。蓋婦人百病皆自心生，如五志之火一起，則心火亦從而燔。若夫經閉不通之證，先因心事不足，由是心血虧耗，故乏血以歸肝，而出納之用已竭。經曰：毋能令子虛。是以脾不磨而食少，所謂二陽之病發心脾者此也（二陽者陽明也）。因食少，故肺金亦失所養，而氣滯不行，則無以滋腎陰。况月經全藉腎水施化，腎水既乏，則經血日以乾涸，以致或先或後，淋瀝無時若不早治漸而至於閉塞不通甚則為癥瘕血膈勞極之証不易治也又如崩漏不止之証先因心火亢甚於是血脉泛溢以致肝實而不能納血出納之道遂廢經曰子能令母實是以肝腎之相火挾心火之勢亦從而相扇所以月水錯經妄行無時而泛溢也若不早治漸而至於崩中不息甚則化為白濁白淫血枯發熱勞極之証不可治矣經曰邪氣盛則實正氣奪則虛所謂心血不足者正氣奪也心火亢甚者邪氣盛也邪氣者相火也丹溪曰天非此火不能生物人非此火不能有生但貴乎適中凡動必聽命乎心君則無已上諸証大抵經閉不行與夫經漏不止其初皆由心事不足以致月經不調早不調治直至危篤求醫雖妙手莫能為矣東垣經閉不行有三論崩漏不止亦有三論學者宜參究其論以治之不可拘泥也

脈法

○脈經曰寸口脈微而濇微則衛氣不足濇則榮氣無餘衛不足其息短其形躁血不足其形逆榮衛俱虛言語謬誤趺陽脈微而濇々則胃氣虛々則短氣咽燥而口苦胃氣濇則失液少陰脈微而遲微則無精遲則陰中寒濇則血不來爲居經三月一來

○脈微血氣俱虛年少者亡血也乳子下利爲可不者爲居經三月一來

○脈微弱而濇年少得此爲無子中年得此爲絶産

○寸口脈沉而遲沉則爲水遲則爲寒寒水相搏趺陽脈伏水穀不化脾氣衰則鶩溏胃氣衰則身體腫少陽脈卑少陰脈細男子則小便不利婦人則經水不通經爲血不利則爲水名曰水分

〇寸口脉沉而数數則爲出沉則爲入出則爲陽實入則爲陰結趺陽脉微而弦微則無胃氣弦則不得息少陰脉沉而滑沉則爲在裏滑則爲實沉滑相搏血結胞門其藏不寫經絡不通名曰血分〇經水前斷後病水名曰血分此病難治先病水後經斷名曰水分此病易治

〇婦人帶下六極之病脉浮則爲腸鳴腹滿緊則爲腹中痛數則爲陰中痒痛則生瘡弦則陰戸掣痛

〇婦人帶下脉浮悪寒漏下者不治

〇婦人寸口脉浮而弱浮則爲虚弱則爲血浮則短氣弱則有熱而自汗出

〇趺陽脉浮而濇浮則氣滿濇則有寒喜噫呑酸其氣時下小腹則寒

〇少陰脉滑而數者陰中生瘡

○少陰脉数則氣淋陰中生瘡

○少陰脉弦者白腸必挺核

○少陰脉浮而動浮則為虛動則為痛婦人則脫下

○婦人漏血下赤白日下血数升脉急疾者死遲者生

○婦人漏下赤白不止脉小虛滑者生大緊實數者死

○婦人疝瘕積聚脉弦急者生虛弱小者死

○少陰脉浮而緊緊則疝瘕腹中痛半產而墮傷浮則亡血惡寒絕產

○肥人脉細胞中有寒故令少子其色黃者胸上有寒

○婦人月經一月再來者經來其脉欲自如常而反微不利不汗出者其經二月必來

方法 丹溪方法凡二十三條

丹溪曰經候有枯閉不通者有不及期與過期者有妄行者

有色紫黑及淡者有成塊者有作疼者夫經不通或因墮胎及多產傷血或因久患潮熱銷血或因久發盜汗耗血或因脾胃不和飲食少進而不生血或因痢疾失血治宜生血補血除熱調胃之劑隨証用之或因七情傷心心氣停結故血閉而不行宜調心氣通心經使血生而經自行矣

○虛中有熱月事不來以

四物湯加黃芩治之

○常過期者血少也以

芎歸參朮兼痰藥治之

○過期紫黑有塊作痛血熱也以

四物湯加香附黃連

○過期色淡挾痰者以

二陳湯加芎歸

○常不及期者血熱也以

四物湯加黄芩黄連香附肥人多痰藥治之

○血枯經閉者以

四物湯加紅花桃仁

○痰多佔住血海地位因而下多者目必漸昏肥人多有之以

南星蒼朮川芎香附作丸服之

○肥人軀脂滿經閉者以

導痰湯加芎歸黄連不可服地黄泥膈（痰致一本作膈）故也如用必以姜汁炒肥人少子亦由痰多脂膜閉塞子宮不能受精而施化也宜服上藥

○瘦人子宮無血精氣不聚亦令無子以

四物湯養血養陰等藥

○經水未行臨經將來作痛者血實也一曰瘀血鬱滯也以

四物湯加桃仁香附黄連紅花或加玄胡索莪术木香有熱加柴胡黄芩

○經水行後而作疼者血俱虚也以八物湯加减煎服

○夫血爲氣之配因氣而行成塊者氣之凝將行而痛者氣之滯行後作痛者氣血虚也色淡者亦虚也而有水以混之也錯經妄行者氣之亂也紫者氣之熱黑則熱之甚也今人但指爲風冷而行温熱之劑禍不旋踵

○調經散治經水或前或後或多或少或踰月不至或一月兩來皆可服

川歸酒洗一錢半　麥門冬去心二錢　吳茱萸揀去閉目者姜湯泡七次焙乾半錢

人參去芦一錢　半夏湯泡七次一錢　白芍藥一錢　川芎一錢

牡丹皮去心一錢　肉桂五分　阿膠珠　甘草各七分半

右細切作一服水二盞加生姜三片煎至一盞空心稍熱服

○月經過期不行宜服

當歸一錢半 川芎五分 熟地黃一錢 白芍藥一錢

桃仁二十個去皮尖 紅花三分 香附米一錢 熟桂五分

蓬莪术一錢 甘草五分 蘇木一錢 木通八分

右細切作一服水一盞半煎至一盞空心溫服

○月經先期而來宜服

歸身一錢半 川芎半錢 白芍藥八分 生地黃一錢

阿膠珠半錢 艾葉半錢 條芩一錢 甘草半錢

香附一錢 黃柏半錢 知母半錢 黃連八分姜汁焙炒

右細切作一服水煎空心服

○經不通用馬鞭草杵汁熬膏爲丸或燒存性爲丸 紅花當歸

煎湯送下

○固經丸　治經水過多不止

黄芩　龜板　白芍藥各一两　樗根白皮七錢半

黄柏炒三錢　香附童便浸一宿焙乾二錢半

右為細末酒糊為丸如梧桐子大每服七十丸白湯下

○崩漏有虚有熱虚則下溜熱則流通急則治其標用白芷湯調下百草霜服或棕櫚灰或狗頭骨燒存性或五靈脂半生半炒俱以酒調服後以四物湯加乾姜調補之緩則治其本四物湯加芩連參芪香附乾薑之類

○四物湯加荊芥穗條芩止血神効

○崩漏多因氣所使而下香附末一錢炒黒歸身一錢白芍藥一錢酒炒熟地黄一錢川芎蒲黄地榆人參各半錢白术一錢升麻三分煎服甚者加棕櫚灰為末酒調服

○婦人血病宜用當歸若肥白人與人參黃芪同用瘦黑人宜與生地黃香附同用

○帶下是濕熱爲病白屬氣赤屬血以二陳湯加蒼术治氣治主氣虛入參术血虛入芎歸

○帶下是胃中痰積流下滲入膀胱當升之無人知此以二陳湯加蒼白术升麻柴胡甚者上用吐法以提其氣下用二陳加二术仍用瓦壟子以燥其濕痰

○肥人帶下多是濕痰用海石半夏南星黃栢蒼术川芎香附椿皮冬加乾薑瘦人少有此病有者是熱以滑石椿皮川芎海石青黛丸服

○結痰帶下以小胃丹津液下數丸候積下後以補藥調治

○一方治白帶

椿白皮　山茱萸　苦參　香附各五錢

龜板 酥炙　枳子 各二兩　黃栢 一兩　乾姜

貝母 各二錢半　白芍藥 七錢半

右爲細末酒糊爲丸服

○又方

白芷 四兩以石灰半斤淹三宿漉去灰以白芷炒焦爲末清米飲調空心服之

○又方以黃荊子一味炒焦爲末米飲調服匕可治心痛下可治白帶以其能燥濕痰也

○羅先生治帶用十棗湯神祐丸玉燭散以法實者可用虛者不可峻攻

○帶下必須斷厚味凡用藥寒月少加姜附臨機應變用之

○一人上有頭風鼻涕下有白帶用南星蒼朮黃芩辛夷川芎黃栢 炒焦 滑石半夏牡蠣粉丸服

丹溪曰 四物湯乃婦人衆疾之總司也

當歸　川芎　白芍藥　熟地黃

右細切等分水煎服

○東垣治崩漏帶下多主於寒學者宜再思之不可泥一途而論

經曰陰虛陽搏謂之崩觀此可知

○東垣曰葵花白者治白帶赤者治赤帶用之果驗

○東垣調經升陽除濕湯治女子漏下惡血月事不調或暴崩不止多下水漿之物皆因飲食不節勞倦所傷或素有心氣不足致令心火乘脾必怠惰嗜臥困倦乏力氣短氣急脾主滋榮周身者也脾胃虛而心胞乘之故漏下月水不調也況脾胃爲血氣陰陽之根蒂也當除濕去熱抑風氣上伸以勝其濕又云火鬱則發之

當歸酒洗　獨活各五分　蔓荊子七分　防風

炙甘草　升麻　藁本各一錢　柴胡

羌活　蒼术　黄芪各一錢半

右細切作一服水二盞煎至一盞去粗空心溫服少時以早飯壓之可一服而已○如灸足太陰脾經中血海穴三七壯亦已○此藥乃從權之法因風勝濕爲胃氣下陷而氣迫於下以救其血之暴崩也止後必須服黄芪人參炙甘草當歸之類數服以補之於補氣升陽湯中加和血藥便是也若遇夏月白帶下脫漏不止宜用此湯一服立止

○涼血地黄湯治婦人血崩是腎水陰虚不能鎮守胞絡相火故血走而崩也

黄芩　荆芥穗　蔓荆子各一分半　黄栢
知母　藁本　細辛　川芎各二分
黄連　羌活　柴胡　升麻
防風各三分　生地黄　當歸各五分　甘草二分

紅花少許

右細切作一服水三大盞煎至一盞去粗空心稍熱服

東垣酒煮當歸丸　治癩疝白帶下疰脚氣腰以下如在水雪中居火炕以厚衣重蓋猶寒肌肉消瘦小便與白帶長流而不禁固面白目青目睆睆無所見身重如山行步欹側腿膝枯細大便閉澁心下痞悶懊憹食不下面垢背寒此上中下三陽俱虛脉沉緊而澁按之空虛洪而無力尤爲中寒之證乃氣血俱虛之極也

茴香五錢　黑附子炒　良薑各七錢　當歸一兩

右四味細切以好酒一升半煮至酒盡焙乾

炙甘草　苦楝生用　丁香各半錢　木香

升麻各一錢　柴胡二錢　炒黃鹽　全蝎各三錢

玄胡索四錢

右件前四味同研爲細末酒煮麵糊爲丸如梧桐子大每
服五七十丸空心淡醋湯送下忌油膩冷物及酒濕麵等

（）固真丸治白帶久下不止臍腹冷痛陰中亦痛目中溜火視
物昏花齒惡熱飲但喜乾食此皆寒濕乘於胞内肝經陰
火上溢故目中溜火其惡熱飲者陽明經中伏火也法當
大瀉寒濕以此丸治之

黄柏酒洗　白芍藥各五分　柴胡　白石脂各一錢火燒研細末
白龍骨酒煮水飛日乾爲末　當歸酒洗各一錢　乾姜四錢炮

右除龍骨石脂水飛日乾另研外餘共爲細末麵糊爲丸
如雞頭仁大日乾空心白湯下少時以早飯壓之是不令
熱藥犯胃也忌生冷硬物酒濕麵

坤

（）烏藥湯治婦人血海疼痛

當歸一錢　甘草　木香各五　烏藥一錢半

香附子二錢

右細切作一服水二盞煎至一盞食前溫服

東垣○助陽湯治白帶下陰戶中痛空心而急痛身黃皮緩身重

如山陰寒如冰

生黃芩　橘紅各五分　防風　高良姜

乾姜　郁李仁　甘草各一錢　柴胡一錢三分

白葵花三分

右細切分作二服每服水二盞煎至一盞去柤食前稍熱

服

東垣丁香膠艾湯治崩漏不止蓋心氣不足勞役及飲食不節所

得其脉兩尺俱弦緊洪按之無力白帶臍下如冰冷白帶

及白滑之物多間有如屋漏水下時或有鮮血右尺脉時

或浮洪

熟地黃　白芍藥各三分　川芎　丁香各四分

阿膠珠六分　生艾葉一錢　當歸一錢二分

右以川芎地黃丁香另爲細末其當歸芍藥艾葉各細切連前共六味入水五大盞煎至二盞半去粗入阿膠再上火煎至一大盞稍熱空心服

○水府丹治婦人久虛積冷經候不行癥瘕痃塊腹中暴痛面有鼾黯黎黑羸瘦

硇砂紙隔沸湯淋熬取　紅豆已上各五錢　桂心另爲末

木香　乾姜各一兩　砂仁二兩　花蕊石煅研一兩半

斑猫一百箇去頭足　生地黃汁　童子尿各一升　臘月狗膽七枚

元蜻二百箇去頭足糯米同炒黃色去米

右九味爲細末同三汁熬爲膏和丸如鷄頭實大硃砂爲衣每服一丸食前細嚼溫酒送下米飲亦可

黄芪當歸人參湯　治婦人經水暴崩不止先因損身失血自後一次縮一十日而來其後暴崩不止益因其人心窄性急多驚而心氣不足及飲食不節得之診得掌中寒脉沉細而緩帶數九竅不利四肢無力上喘氣促口鼻氣不調脾胃虛弱胃脘當心而痛左脇縮急當臍有動氣腹鳴下氣大便難宜先治其本餘証可去安心定志和脾胃益元氣補血養神以大熱劑去其寒少加生地黄去命門相火不令四肢痿弱

黄連二分　生地黄三分　炒神麴　橘紅

桂枝各五分　草荳蔲六分　黄芪　人參

麻黄不去節各一錢　當歸身一錢半　杏仁五枚另研如泥

右細切作一服水二盞半先煎麻黄令沸掠去沫煎至二盞下諸藥同煎至一盞食前服立止又以草荳蔲丸五十

丸以止胃脘客寒之痛再與肝積之藥除其病根

東垣○當歸芍藥湯治婦人經水漏下不止其色鮮紅時值炎月

先因勞役脾胃虛弱氣短氣逆自汗不止身熱悶亂不思

飲食四肢困倦大便時泄後復因心氣不足經水暴下不

止微覺氣下行氣逆氣短懶於語言此藥主之

柴胡二分　炙甘草　生地黃各三分　黃芪一錢

陳皮去白　熟地黃各五分　蒼朮米泔浸　白朮

川歸　白芍藥各一錢半

右細切作一服水二盞煎至一盞空心溫服

東垣○柴胡調經湯治經水不止其色鮮紅項筋急腦痛脊骨強

痛不安

炙甘草　當歸身　葛根各三分　獨活

藁本　升麻各五分　柴胡七分　羌活

蒼朮各一錢　紅花少許

右細切作一服水一盞煎至一盞空心溫服取微汗立止

東垣○益胃升陽湯治婦人經候凝結黑血成塊左藏有血瘕水泄不止食有時不化後血塊暴下并水泄俱作是前後二陰有形血脫竭於下既久經候猶不調水泄日三四行食罷煩心飲食減少人形瘦弱血脫益氣古聖人之法也先補胃氣以助生發之氣故曰陽生陰長諸甘藥爲之先務蓋甘能生血陽生陰長之理也人身以穀氣爲室故先理胃氣爲要

柴胡　升麻各五分　炙甘草　當歸身酒洗

陳皮各一錢　人參有嗽不用　炒神麴各一錢二分　黃芪一錢半

白朮二錢　生黃芩二分

右細切作一服水二大盞煎至一盞去柤熱服○如腹中

痛加白芍藥三分中桂少許○如渴或口乾加葛根三分

不拘時服

東垣

○升陽舉經湯治經水不止右尺脉按之空虛是氣血俱脫大寒之証輕手其脉數疾舉指弦緊或澁皆陽脫之証陰火亦亡見熱証於口鼻眼或渴此皆陰燥陽欲先去也當温之舉之升之浮之燥之此法乃大升浮血氣補命門之下脫

肉桂夏月不用　白芍藥各二分　紅花半分　細辛三分

人參　熟地黄、　川芎各半分　獨活根

黑附子炮　炙甘草各七分半　羌活　藁本

防風各一錢　白术　當歸　黄芪

柴胡各一錢二分　桃仁泥少許

右細切分作二服每服用水二盞煎至一盞空心熱服

東垣 當歸附子湯 治臍下冷痛赤白帶下ヲ

當歸 四分　炒塩 三分　蠍稍　升麻 各五分

甘草 炙 六分　柴胡 七分　黃栢 少許　附子 炮 一不

乾姜 炮　良姜 各八分

右細ニ切テ作ニ一服ト水二盞ニ煎至テ一盞ニ去租稍熱服ス或ハ為細末

酒麪糊為丸テモ亦可リ

東垣 ○調經補真湯 冬後一月微有地泥水泮ス其白帶下陰戸中

寒ユ一服立ニ止ム

獨活　乾姜 炮　藁本　防風

蒼朮 各二分　麻黃 不去節　炙甘草　人參 去芦

當歸身　白朮　生黃芩　升麻 各五分

黃芪 七分　良姜　澤瀉　羌活 各一錢

柴胡 四分　杏仁 研 二枚　桂枝 少許　白葵花 七朵 去萼

右細切作一服除黃芩麻黃外先以水三大盞煎麻黃一味令沸掠去沫入餘藥同煎至二盞再入生黃芩煎至一盞空心服之候一時許可食早飯

東垣
○柴胡丁香湯治婦人年三十歲左右臨經先腰臍痛甚則腹中亦痛經縮三二日

生地黃五分　丁香四分　當歸身　防風
羌活各一錢　柴胡一錢二分　全蝎一枚

右細切作一服水二盞煎至一盞去租食前稍熱服之

東垣
○延胡苦楝湯治臍下冷撮痛陰冷大寒白帶下

黃栢一分　延胡索　苦楝子各二分　附子炮
肉桂各三分　炙甘草五分　熟地黃一錢

右細切作一服水二盞煎至一盞食前溫服

東垣
○桂附湯治白帶腥臭多悲不樂大寒證

黄柏爲引用 知母各五分 肉桂五分 附子炮三分

右細切作一服水二盞煎至一盞空心温服○如少食常飽腹中痞悶加白芍藥五分○如不思飲食加五味子二十箇○如煩惱面上如虫行乃胃中元氣極虚加黄芪一錢半人參七分炙甘草升麻各五分

東垣○人參補氣湯 治四肢懶倦自汗無力

丁香末二分 生甘草 炙甘草各三分 生地黄

白芍藥各五分 黄柏七分 熟地黄六分 人參去芦

防風去芦 羌活 知母 當歸身

升麻各七分 柴胡一錢 黄芪一錢半 全蝎一箇

五味子二十箇

右細切作一服水二大盞煎至一盞空心稍熱服

東垣○黄芪白术湯 治婦人四肢沉重自汗上至頭頸惡風頭痛

燥熱上

細辛二分　吳茱萸　川芎各三分　柴胡

升麻各四分　當歸六分　黃柏酒炒　炙甘草

羌活各八分　五味子一錢　白术　人參各一錢半

黃芪二錢半

右細切作一服水二大盞生姜五片煎至一盞去柤食前

稍熱服

東垣○增味四物湯治婦人血積血瘕

當歸　川芎　白芍藥　熟地黄

京三棱　乾漆炒烟尽　肉桂去皮　廣茂各等分

右細切作一服五錢水二大盞煎至一盞去柤空心溫服

東垣○補經固真湯治婦人白帶下流不止其心胞尺脉微細蓋

始病血崩久則血少復亡其陽故白滑之物下流不止所

謂崩中日久爲白帶也乃本經血海枯竭津液復亡不能滋養筋骨以本部行經藥爲引用以大辛甘油膩之藥潤其枯而滋津液以大辛熱之藥補其陽道生其血脉以苦寒之藥泄其肺而救上熱傷氣以人參補之以微苦温之藥爲佐而益元氣

白葵花（研爛四分） 陳皮（五分不去白） 生黃芩（細研另入） 郁李仁（去皮尖研如泥）

炙甘草 柴胡（各一錢） 乾薑（細末） 人參（二錢）

右細切除黃芩外以水三盞煎至二盞入黃芩同煎至一盞去柤空心熱服少時以早飯壓之

○温胃補血湯治婦人耳鳴鼻不聞香臭口不知穀味胃氣不伸四肢困倦行步欹側髮脫落食不下膝冷陰汗帶下喉中吩吩不得卧口燥咽乾太息頭不可以回顧項筋緊急脊骨強痛頭旋眼黑頭痛噴嚏

生地黄　白朮　藿香　黄栢各二分
牡丹皮　蒼朮　王瓜根　陳皮
吴茱萸各三分　當歸身四分　柴胡　人參
炙甘草　地骨皮各五分　升麻　生甘草各六分
黄芪一錢　丁香一箇　桃仁三箇　白葵花
右細切作一服水二大盞煎至一盞食前熱服

婦門

○立効散治婦人血崩不止
當歸　蓮花心　白綿子　紅花
茅花各一兩
右剉如豆大白紙包裹泥固火煅存性為細末每服三錢
○姫乾血氣所血崩為引温酒調服或加輕粉五分如血
崩甚不止加射香為引温酒調服
內聖散治婦人赤白帶下

川烏炮 生白礬各一錢 紅娘子三箇 斑猫十箇

右爲細末煉蜜爲丸如皂子大綿裹塞陰戶中

○温經除濕湯治婦人值冬月四肢無力乃痿厥濕熱在下焦也醋心者是濁氣不下降欲爲中滿也合眼麻木作者陽道不行也惡風寒者上焦之分皮膚中氣不行也開目不麻者陽道少行而陰寒之氣暫退也頭旋目眩者風氣下陷於血分不得伸越而作也近火則有之

黄連二分 柴胡 草豆蔻 神麯炒

木香各三分 麻黄不去節 當歸身 獨活

黄柏 升麻 羌活各五分 炙甘草

人參 白朮 猪苓 澤瀉各七分

黄芪 陳皮 蒼朮各一錢 白芍藥一錢半

右細切作一服水二大盞煎至一盞食遠服治肢節疼痛

無方之勝藥也

産宝　○桃仁散　治婦人月水不調或淋瀝不斷斷後復來狀如瀉水虛弱不進飲食腹中堅痛不可行動月水或前或後或經月不來身体沉重惟欲眠卧多思酸物

桃仁 去皮尖炒別研　甘草 炙　半夏 各三分　赤芍

生地黄 各一錢　澤蘭葉　川牛膝　當歸

桂心　牡丹皮　人参　蒲黄

川芎 各七分

右細切作一服加生薑三片水二盞煎至一盞空心溫服

産宝　○通經下取方　曾經試驗神效

海蛤粉 五錢　苦葶藶　牙皂 各二錢半　巴豆 略去油

天花粉　苦丁香　紅娘子 各一錢半　射香

右為細末每用一錢葱涎同擣為丸薄綿裹以五寸竹管

納陰戶中，候熱時先通黃水，次則經行。

產寶 ○通經丸 治婦人室女月經不通，或成血瘕疼痛。

桂心　青皮　大黃酒浸濕紙煨　川椒

莪朮　乾姜　川烏炮去皮　乾漆碎炒烟盡

當歸　桃仁去皮尖炒研，如泥，各等分

右為細末，將四分之一以米醋熬成膏，和餘藥末成劑，臼中杵勻，丸如梧桐子大，每服二十丸，空心淡醋湯下，漸加至三四十丸，溫酒亦可下，性畏漆者，入雞子清和藥內。

良方 ○膠艾湯 治勞傷氣血，衝任虛損，月水過多，淋瀝不止。

阿膠炒成珠　川芎　甘草炙，各五分　當歸

艾葉各七分半　熟地黃　白芍藥各一錢

右細切，作一服，水一盞半，煎至一盞，溫服。一方加地榆、黃芪，見胎前門。

良方○加減四物湯治經候微少漸至不通手足煩疼形瘦潮熱

脉息微数

本方去地黃川芎加澤蘭葉三倍甘草半分如經候過多

本方去熟地黃加生地黃如經行身熱脉数頭昏本方加

柴胡黃芩如經行微少或脹或疼四肢疼痛本方加延胡

索沒藥白芷共為末以淡醋湯調下如經候不調心腹疼

痛只用芎歸二味煎服名君臣散以歸倍於芎也

○元戎加味四物湯因氣衝經脉故月事頻併臍下多痛本方

加白芍藥○如經欲行臍腹疞痛本方加玄胡苦練檳榔

木香○如經水過多本方加黃芩白朮○如經水澁少本

方加葵花紅花○如經水適來適斷或往來寒熱宜先服

小柴胡湯以去寒熱後以四物湯和之或以二方併服

名柴胡四物湯

產寶 ○香附一物丸治經候不調血氣刺痛腹脇膨脹頭眩惡心崩漏帶下並宜治之

香附子（擣去皮毛不拘多少米醋浸一日夜用瓦銚煑令熟焙乾）

右為細末醋糊為丸如梧桐子大日乾每服五十丸淡醋湯下

產寶 ○艾附丸治證如前

香附子（一斤醋煑） 艾葉（四兩） 當歸（二兩）

右為細末醋糊為丸服

產寶 ○地黃通經丸治婦人經候不行結成血瘕在臍下如覆杯

熟地黃（三兩） 虻蟲（去頭足炒） 水蛭（糯米同炒去米） 桃仁（各五十箇）

右為細末煉蜜為丸如梧桐子大每服五十丸空心溫酒下未知加至七八十丸

良方 ○益母丸治婦人赤白帶惡露時下不止及治婦人胎前產

後及經中諸般奇病無所不療

益母草 一名蔚子紫花方莖俗名野天麻五月採陰乾磨為細末勿犯鐵器煉蜜為丸如彈子大每服一丸用熱酒加童便化下煎當歸木香湯化下或只以末子每服二錢或酒或童便調下此婦人之聖藥也

○苦楝丸　治赤白帶下最妙

苦楝 碎酒浸　茴香 炒　當歸 各等分

右為細末酒糊為丸如梧桐子大每服五十丸空心溫酒送下

丹溪活套曰

凡婦人經候不調皆當以四物湯為主治○如經候過而腹中作痛綿綿無休息者屬血虛本方倍當歸熟地黃兼氣虛者本方加人參黃芪挾寒者加乾姜○如經候將來腹中陣陣痛作作止止者血氣實也本方用生地黃加黃連香附桃仁紅花玄胡索牡丹皮之類○如經水常不及期而行者血

熱也本方用生地黄加黄連黄芩白芷之類○一婦經水常過
期而來者瘦人多應是血少本方倍當歸熟地黄加黄芪甘
草少佐以紅花桃仁泥以爲生血之引用也○肥人不及日
氣虚挾痰阻滯升降然也本方去地黄加參芪甘草茯苓半
夏陳皮香附等藥○常過期而紫黑成塊者血熱也多作疼
痛本方用生地黄加香附黄連玄胡索五靈脂乳香沒藥之
類○過期而血淡色者痰多血少也本方用生地黄合二陳
湯煎服○肥盛婦人或三二箇月一行者痰盛而軀脂閉塞
經脉以導痰湯加芎歸香附蒼白朮之類○婦經水適來適
斷往來寒熱如瘧者本方合小柴胡煎服○婦經行過三五
日腹中綿綿走痛者此血行而滯氣未盡行也本方加木香
檳榔煎服立愈

祖傳經驗秘方治婦人室女月經不通漸成脹滿及治男子

墜馬跌撲損傷以致瘀血停積欲成血蠱病者悉皆治之名曰飛奴散子

飛奴（鵓樹上糞飛乾朽木 落者冬月及正月取）　假鼠糞（即雄鼠糞也 兩頭尖者是）

玄胡索　肉桂　香附米　五靈脂（紅炒）

砂仁　飛仁（去皮尖 另研）

右各等分為細末每服三錢空心溫酒調下又

○一方治月經不通只以鼠糞一合略炒研細溫酒調下立效

○又方治婦人血崩不止用蒼耳草燒存性好酒調服立止或調入四物湯中亦効

○一老婦人年五十三血崩久不止諸藥不効予以橡斗蒼耳草根二物燒存性用四物湯加白芷茅花乾姜煎湯調服其經血自此而止再不行矣

論

婦人科 中 胎前

内經曰陰搏陽別謂之有子（謂陰脉搏手其中別有陽脉也）是爲血氣和平陽施而陰化也蓋爲人之夫婦猶天地然天地之道陰陽和而後萬物育夫婦之道陰陽和而後男女生是故欲求嗣者先須調其婦之經脉經脉既調則氣血和平氣血和平則百病不生而樂乎有子矣脉經曰診其手少陰之脉動甚者姙子也蓋手少陰心脉也心主血脉故也又腎爲胞門子戸尺中腎脉按之不絶當姙子也又曰婦人姙娠一月之時足厥陰脉養之二月足少陽脉養之三月手少陰脉養之四月手少陽脉養之五月足太陰脉養之六月足陽明脉養之七月手太陰脉養之八月手陽明脉養之九月足少陰脉養之十月足太陽脉養之是以諸經脉各養三十日也若失至期當

養之經虛實不調則胎孕為之不安甚則下血而墮矣夫手足十二經氣血盈虧不同如手足厥陰太陽少氣多血手足太陰少陰少血多氣手足少陽氣多血少手足陽明氣盛血多安胎之法宜各按月依經視其氣血虛實而調之庶無胎墮之患其或感冒風寒別生異證又宜各按法而調治之機要曰治胎產之病當從厥陰經論之毋犯胃氣及上二焦謂之三禁不可汗不可下不可利小便若發汗者如傷寒下早之證利大便者則脈數已動于脾利小便者則內亡津液胃中枯燥制方之法能不犯三禁則榮衛自和而寒熱止矣皆醫者之繩墨也其為妊娠之婦早當絕去嗜慾安養胎元性宜靜而不宜躁體宜動而不宜逸味宜涼而不宜熱食宜溫而不宜寒毋久立毋久坐毋久行毋久臥又宜却去一切肥甘煎煿油膩辛辣鹹酸水菓魚鱉狐兔鵝雀之類即無胎漏

胎痛胎動下血子腫子癇等証及横産逆生胎死腹中之患矣丹溪曰難産之婦皆是八九箇月内不能謹慾以致氣血虚故也傳曰古者婦人妊子寢不側坐不偏立不蹕不食邪味割不正不食席不正不坐目不視邪色耳不聽淫聲口不出傲言夜則令瞽誦詩道正事則生子形容端正才過人矣古所謂胎教也妊娠之婦可不慎歟

△附期嗣論

夫人欲求嗣必先視其婦之經脉調否其或未調必以藥而調之經脉既調宜以人事副之按其法而行之庶不失其候也訣云三十時中兩日半二十八九君須算落紅滿地是佳期金水過時空霍亂　之時枉費工樹頭樹底覓殘紅但鮮開花能結子　何怨丹桂不成叢此蓋婦人月經方絶金水總生之時子宮正開乃受精結胎之候妙合太和之時過此

佳期則子宮閉而不受胎矣然男女之分各有要妙存焉如月候方絶一日三日五日交會者成男二日四日六日交會者成女過此則不孕矣又曰陰血先至陽精後衝縱氣來乘血開裹精陰外陽内則成坎卦之象而為男若陽精先入陰血後參橫氣來助精開裹血陰内陽外則成離卦之象而為女若胎成三月之内男女未分之時亦有轉女為男之術其法以鉄斧一柄置於妊婦床席之下勿令人見知更佩雄黄一二兩於孕婦身左或佩萱花亦可已上三法皆驗不可輕忽蓋曰不孝有三無後為大古詩云無官一身輕有子萬事足誠哉是言也無嗣者宜深思之無怠

脉法

脉經曰婦人三部脉浮沉正等按之無絶者妊娠也○妊娠初時寸微小呼吸五至三月而尺數也○脉滑疾重以

手按之散者胎已三月也脉重手按之不散但疾不滑者五月也○姙娠四月脉左疾爲男右疾爲女俱疾爲生二子○又法得太陰脉爲男得太陽脉爲女○又法左手沉實爲男右手浮大爲女左右手俱沉實猥生二男左右手俱浮大猥生二女○又法尺脉左偏大爲男右偏大爲女左右手俱大生二男（大者如實伏）○又法左右尺俱浮（當作沉）爲生二男不爾則女作男生左右尺俱沉（當作浮）爲産二女不爾則男作女生也（此男女無形之說也）

○婦人懷孕脉離經而浮設腹痛引腰脊爲欲生也○又法婦人欲生其脉離經半夜覺日中即生也○懷娠六七月脉實大牢強弦緊者生沉細者死○懷娠下至六七月暴下斗餘水其胎必倚而墮此非時孤漿預下故也○寸口脉洪而濇洪則爲氣濇則爲血氣動丹田其形則溫濇在

於下胎冷若冰陽氣胎活陰氣必終（洪則為氣者生，濇則為血者死）欲別陰陽其下必癥假令陽經蓄血若杯（陰為死胎，陽為蓄血）問婦人雙身胎其一獨死其一獨生醫爲下其死者其病則愈然後竟免軀其脉何以別之師曰寸口脉衛氣平調榮氣緩舒陽施陰化精盛有餘陰陽俱盛故知雙軀今少陰微緊血則濁凝經養不周胎則偏夭小腹冷滿膝臏疼痛腰重起難此爲血痺若不早去害母失胎〇婦人經自斷而有軀其脉反弦恐其後必大下不成胎也（大下謂大下血也）

方法（丹溪方法，凡四條）

丹溪曰婦人無子者多由血少不能攝精俗醫悉謂子宮虛冷投以辛熱之藥煎熬臟府血氣沸騰禍不旋踵或服艾者不知艾性至熱入火灸則下行入藥服則上行多服則致毒咎將誰挽執一丟

○瘦怯婦人子宮乾澁，宜滋陰養血，四物加香附、黃芩之類。肥盛者乃軀脂滿溢，閉塞子宮，宜行濕燥痰，南星、半夏、川芎、滑石、防風、羌活（一本無防風、羌活，有蒼朮）或導痰湯之類。

○墮胎乃血氣虛損，不能榮養胎元而自墮耳。猶枝枯則果落，藤萎則花墜也。又因恚怒傷情，內火便動，亦能墮胎，猶風撼其木，人折其枝也。火能鑠物，造化自然。病源乃謂風冷傷於子臟，未得病情者也。大抵屬虛屬熱，二者又當視其輕重而治之。

○一婦自胎即墮，其脉左大無力，重取則濇，乃血少也。以其少年，只補中氣，使血自榮，遂煎白朮湯調黃芩末一錢服之，至三四兩，得保全而生。

○固胎飲

熟地黃　歸身尾　人參　白芍藥

白术　川芎　陳皮　甘草

桑樹上羊兒藤七乘圓者愚恐當作如撫桑葉圓者卽俗名桑絡也眞桑寄生尤妙

少加黄連黄柏入糯米五十七粒煎服血虛不安者加阿

膠珠胎氣痛者加宿砂

○安胎飲　孕成之後覺胎氣不安或腹微痛或腰間作疼或飲

食不美宜服或至五六箇月常服數貼甚好

白术　當歸　白芍藥　熟地黄各一錢

人參　川芎　條黄芩　陳皮各五分

甘草　砂仁　紫蘇各一分

右細切作一服水加生姜三片水煎服

○安胎丸

白术　條芩　神麯炒各等分

右爲細末粥丸每服五十丸清米湯下蓋白术條芩乃安

胎之聖藥也

○丹溪曰天行不息所以生生而無窮茺蔚子活血行氣有補陰之妙命名益母以其行中有補也故曰胎前無滯產後無虛○條芩白朮乃安胎之聖藥俗以黃芩為寒而不用反謂溫熱藥能養胎殊不知胎孕宜清熱養血使血循經而不妄行乃能養胎黃芩必取細挺沉實者用之○縮砂安胎以其止痛行氣故也 砂仁非八九箇月內不宜多用

○懷妊嗜物乃一藏之虛如受酸物乃肝藏止能養胎而虛也

○胎動者因火逼動胎逆上作喘急用條芩香附之類

○胎漏謂有胎而血漏下也屬氣虛有熱用四物湯加阿膠珠白朮條芩縮砂炒香附炒黑加糯米白水煎服

○又方治胎漏下血

條芩五錢 白朮一兩 砂仁炒 阿膠炒成珠 各三錢

右為細末每服二錢煎艾湯調服水煎服亦可

○又方

枳殼炒 黄芩各半兩 白术一兩 水煎食前温服

産寶○胎痛宜用當歸地黄湯

當歸一錢 熟地黄二錢

右細切水一盞半煎至一盞温服

産寶○心腹諸痛凡姙婦偶有所傷腹痛不安或從高墜下重物所壓觸動胎元痛不可忍及下血者甚效

砂仁不拘多少 和皮炒勿令十分焦黑去皮取仁為末熱酒調服不飲酒者米飲或艾湯鹽湯皆可調服初覺胎中熱其胎即安矣此方即驗大抵姙婦不可缺此常服安胎易産

産寶丹 姙娠二三箇月忽心腹疼痛不安用之

當歸三錢　阿膠炒一錢　甘草一錢　葱白四根

右細切分作二服每服用水二盞煎至一小盞溫服

産宝　凡妊婦四五箇月忽心腹疞痛

大棗十四枚炒令黑　塩一錢炒令赤

右爲末取一撮許酒調服之立愈

○治妊娠心腹大痛氣欲絶者

川芎　川歸　茯苓　厚朴各一兩

右細切作一服用水三升煎至二升分二服立飲而愈

産宝　○川芎散治婦人有冷氣中心如刀刺者

川芎一錢　人參　吳茱萸各五分　茯苓

桔梗各四分　當歸一錢　製朴五分　芍藥七分半

枳殼　炙甘草各三分

右細切作一服水一盞半煎至一盞稍熱服

産宝○妊娠腰痛如折不能轉側

鹿角五錢

右以火燒令赤酒淬再燒再淬以碎為度細末酒調服

産宝○治妊娠腰脚腫痛 腫一本作痛

白茯苓　白朮　乾姜　甘草炙各一錢

杏仁三錢去皮尖

右細切作一服水一盞半煎至一盞溫服

○胎腫謂有胎或手足或頭面通身浮腫者是也屬濕多或用

山梔子一合炒為末米湯調下丸服亦可

○惡阻乃有孕而惡心阻其飲食者是也多從痰治用二陳湯

之類○又方以白朮為丸服 一日肥人是痰瘦人是熱

○半夏茯苓湯治惡阻不食吐逆頭眩四肢怠惰煩疼惡寒白

半夏湯泡七次濾過焙薑汁拌炒黃色　生薑各一錢　茯苓七分

熟地黃　陳皮　桔梗　覆花無敷不用

人參　芍藥　甘草　川芎各五分

右細切水煎空心服○千金方有紫蘇細辛各五分

○一婦孕兩月嘔吐頭眩醫以參朮川芎陳皮茯苓服之愈重脉弦左爲甚以惡阻病必怒氣所激問之果然肝氣既逆又夾胎氣參朮之補大非所宜以茯苓湯下抑青丸二十四粒五服稍安脉略數口苦乾食即口酸意其膈間滯氣未盡行以川芎陳皮梔子生薑茯苓煎湯下抑青丸十五粒而愈但口酸易飢此肝熱未平以熱湯下抑青丸二十粒愈後兩手脉平和而右甚弱其胎必墮此時肝氣既平可用參朮以防之服一月而胎自固矣

○參橘散治姙娠三月內惡阻吐逆不食或心虛煩悶

橘紅　茯苓各一錢　麥門冬　白术
厚朴姜制　甘草炙各五分
右細切作一服加生姜三片竹茹一錢或加人參一錢水
一盞煎七分温服

○小膠艾湯治妊婦因頓仆挫跌胎動不安或胎搶上逼心或
腹痛血下
阿膠炒成珠　艾葉二兩　指迷方加桑芄一兩
右細末用水三升煎至一升半分作三服

○膠艾湯不問月數淺深安胎極效
熟地黃　艾葉　當歸　甘草炙
川芎　阿膠各五錢　黃芪二分半
右細切作一服水一盞半煎至一盞温服

產寶○治妊娠下血不止胎上逼心四肢厥冷悶絕欲死

阿膠炒　艾葉各一兩　竹茹如拳大　白砂蜜二合

右用水二升煎至一升入蜜更煎一二沸分二服

產寶〇治姙娠下血如月信來者若致胞乾非特損子亦能損母

熟地黃　乾薑炮各一兩

右為細末每服三錢一日夜三四服

產寶〇治胎孕無故下血腹痛不可忍或下黃汁如漆如水如豆汁者

野苧根炒　金根各一兩

右用水酒各一盞煎至一盞去柤分作二服不拘時服

產寶〇胎動沖心煩悶欲死安胎止痛

當歸酒洗　川芎　人參　阿膠

甘草炙各一兩　葱白切一升

右用水七升煎至三升分三服

產室○姙娠因墜重仆跌損傷胎氣不安或子死腹中

川芎一兩

右為細末每服一匙連進三服死胎即下

○治姙娠遺尿失禁

白薇　白芍藥各等分

右為細末酒調方寸匕日三服

○子煩姙娠苦煩悶不安又曰心煩熱悶謂之子煩

麥門冬　茯苓　防風　知母各一錢

右細切作一服用水二盞煎至一盞入竹瀝一二匙服

○犀角散治子煩

犀角屑　地骨皮　條芩　麥門冬

赤茯苓各一錢　甘草炒五分

右細切作一服水一盞半煎至一盞入竹瀝一合溫服

當歸飲治子煩

當歸一錢半　川芎　阿膠珠　豆豉

桑寄生各七分半　葱白七莖

右細切作一服水一盞半煎至一盞溫服

竹瀝湯治子煩

竹瀝一合　防風　黃芩　麥門冬各一錢

白茯苓一錢半

右細切作一服水一盞半煎至一盞去柤入竹瀝再煎数

沸溫服

産寶澤瀉散治姙娠氣壅身體腹脇浮腫喘急氣促小便閉

澁不利謂之子滿

澤瀉　桑白皮　枳殼麩炒黃色　檳榔

木通　赤茯苓各等分

右細切每服四錢加生姜五片水一盞煎八分溫服

金匱○張仲景曰婦人本肌肉肥盛頭舉自滿今反羸瘦頭舉中隆胞系了戾亦多致此病但利小便即愈宜服腎氣丸盖藥中有茯苓故也地黄爲君功在補胞

良方○木通散治妊娠身躰浮腫四肢脹急小便不利謂之子腫

木通一錢　木香　柯子皮各三分　香薷一錢

枳殼炒五分　檳榔五分　桑白皮一錢　條芩五分

紫蘇莖葉一錢

右細切作二服加生姜三片水一盞半煎至一盞溫服

○全生白术散治姙婦面目虛浮肢躰腫脹名曰子腫

白术一兩　生姜皮　大腹皮　陳皮

茯苓各五錢　指迷方用伏苓皮多桑白皮無术

右爲細末每服二錢米飲調下

產寶○鯉魚湯治姙娠腹脹滿或通身浮腫小便不利或胎死腹中此方甚驗

當歸　白芍各一錢　白茯苓一錢半　白朮二錢

橘紅五分　鯉魚一尾不拘大小

右細切作一服將鯉魚去鱗腸白水煮熟去魚用汁一盞半生姜七片煎至一盞空心服當見胎水下如水去未盡或胎死腹中脹悶未除再合一劑服之水盡脹除為度

○紫蘇飲治胎氣不和湊上心腹脹滿疼痛謂之子懸

大腹皮　川芎　白芍　陳皮

紫蘇葉　當歸各六分　人參　甘草各三分

右細切作一服加生姜三片葱五莖水煎服

○天仙藤散治姙娠三月成胎之後兩足自脚面漸腫至膝行歩艱難喘悶妨食若水腫甚至足指間有黄水出者謂之

子氣

天仙藤洗淨畧炒即青木香藤也　香附子炒　陳皮

甘草炒　烏藥　木香各等分

右細切每服三錢加生姜三片紫蘇五葉水煎日三服腫

消止藥

産宝○安榮散治妊娠小便澁少遂成淋瀝謂之子淋

麥門冬　通草　滑石　當歸

燈心炒　甘草炒各五錢　人參　川芎各一兩

右為細末每服二錢煎麥門冬湯調下○此方恐滑石太

重而滑胎若胎臨月可用若六七箇月已前俱不可輕用

宜去此味或加梔子萹蓄石榆之類最穩瞿麥亦恐損胎

不可用也

録驗○地膚子湯治子淋小便澁數

地膚草與芥莘相似俗名占地笠　車前子各一錢　知母去毛炒

黄芩　赤茯苓　白芍　枳殼各七分麸炒黄色

升麻　通草　甘草各三分

右細切作一服水一盞半煎至一盞温服

又方治子淋

地膚草四兩右以水四升煮取二升分三服或新取地膚草擣取自然汁服亦可不獨治子淋凡小便淋閉服之無不效驗

外臺冬葵子散治子淋小腹疼痛胎動不安

冬葵子炒　柴胡去芦　桑白皮　赤茯苓

赤芍藥　當歸各等分

右細切每服四錢水一盞半加薑三片葱白七寸煎至一盞去柤温服

外臺　○車前散治子淋或小便不通下焦有熱

檳榔　木通　陳皮去白　赤茯苓

車前子　赤芍　當歸　滑石

石葦炙去毛

右各等分每服五錢水一盞半煎至一盞溫服

外臺　○忘憂散治姙婦心經蘊熱小便赤澁不利淋瀝作痛

琥珀不拘多少　萱草根一握

右以琥珀研為細末每服五分濃煎服

局方　○葛根湯治姙娠臨月忽發風痙悶亂不省人事吐逆眩倒

少時醒後復發謂之子癇

貝母　葛根　牡丹皮　防己

防風　當歸　川芎　桂心

茯苓　澤瀉各五錢　甘草各三分半　獨活

石膏　人參各一錢

右細切作一服水二盞煎至一盞溫服日三服其貝母令人易產未臨月者以升麻代之忌菘菜

○防己湯治妊娠中風口禁四肢強直角弓反張

防己五錢　羌活、錢半

右為細末別用黑豆一合炒焦黑投好酒中沸定去豆調藥末斡開口灌之稍醒再灌有効

○消風散治妊娠頭旋目眩視物不見顋頰腫核

石膏煅　甘菊花去蒂　防風去芦　荊芥穗

羌活　羚羊角　川芎　大豆黃卷炒

當歸酒浸洗　白芷各五分　甘草二分半

右為細末作一服加芽茶五分水一盞半煎至一盞食後溫服

○天門冬飲治姙娠外感風寒冬嗽不已謂之子嗽

天門冬　紫菀茸　知母去毛酒洗　桑白皮蜜炙各一錢

五味子　桔梗去芦各五分

右細切作一服水一盞半煎至一盞嗽血者加阿膠五分

大便澁者加苦葶藶子五分

○百合散治姙娠咳嗽心煩不欲飲食

百合　紫菀茸　麥門冬　桔梗去芦

桑白皮　竹茹各一錢　甘草炒五分

右細切作一服水一盞半煎至一盞入蜜半匙再煎二三沸去粗溫服

○八味丸治姙娠小便不通名曰轉胞亦治子淋此氣丸加桂心附子炮各一兩是也

○丹溪參术飲治姙娠轉胞

四物湯加　人參　白术　半夏湯泡透　陳皮　甘草炒

右爲細末加姜水煎服

○丹溪曰轉胞之證胎婦之禀受弱者憂悶多者性急燥者食味厚者肅或有之古方皆用滑利藥鮮有應效因思胞不自轉爲胎所壓轉在一邊胞系了戾不通耳胎若舉起居於其中胞系自疎水道自利夫胎之墜下必有其由吳宅寵人患此兩手脉似濇重按似弦左稍和予曰此得之憂患濇爲血少氣多弦爲有飲血少則胎弱氣多有飲中焦不清而溢則胞知所避而就下乃以已上藥與服隨以指探喉中吐出藥汁候少頃氣定又與之次早亦然至八貼安猶恐此法偶中後又治數人亦效

○安胎散治姙娠胎寒腹痛胎熱多驚舉動腰痛腹滿胞急卒有所下或因頓仆閃肭或食毒物或感冐時疾寒熱往來致傷胎藏並皆治之

川芎　枳殻麩炒黃各錢半　熟地黃三錢　糯米一合

右細切作一服水一盞半生姜三片大棗一枚更加金銀三五錢同煎至一盞溫服

○如聖散治姙娠腹痛胎動不安

鯉魚皮　當歸　熟地黃　阿膠炒成珠

白芍藥　川芎　川續斷酒浸　甘草炙各等分

右細切每服四錢水一盞半生姜三片苧麻根半錢許煎至一盞溫服○一方加乾姜竹茹無續斷

○加味四物湯治姙娠下血不止

本方加艾葉三十片　阿膠珠一錢

右細切每服四錢水一盞半加烏梅肉少許同煎至一盞熱服連進三四服即止

○苧根湯止血安胎

野芎炒二兩　用酒水各一盞入金銀同煎至一盞溫服

良方〇桑寄生散治姙娠下血不止胎動不安

桑寄生　川歸　川芎

香附子　阿膠炒　茯神　白朮

人參　甘草各半錢

右細切作一服加生姜三片水一盞半煎至一盞溫服

良方〇羚羊角散治姙娠中風頭項強直筋脉攣急言語蹇澁痰涎壅盛或時發搐不省人事謂之子癇

羚羊角　獨活　酸棗仁炒　五加皮各八分

薏苡仁　防風　當歸　川芎

茯神　杏仁各四分木香　甘草各二分

右細切作一服加生姜三片水煎服

産寶〇歸涼節命散治姙娠面赤口苦舌乾心煩腹脹等症

川芎　苧根　白芍　麥門冬

川歸　白术　糯米　荆芥穗

甘草各半錢

右細切作一服水一盞半煎至一盞入蜜一匙服

○白扁豆散治姙娠誤服草藥及諸般毒藥毒物

白扁豆生去皮

右為細末清米飲調方寸匕神效

（良方）芎藭補中湯養新血去瘀血補虛扶危

阿膠珠　五味子　乾姜各四分　黄芪蜜炙

川歸酒浸　白术　川芎　赤芍各七分

人參　杜仲炙　甘草炙各三分

右細切作一服水一盞半煎至一盞溫服後有一方名同

多木香治小產

良方○當歸芍藥湯治妊娠下痢赤白腹中疞痛

白芍一錢　當歸　白茯苓　澤瀉

白朮　條芩各半錢　甘草　黃連

木香　檳榔各三分

右細切作一服水一盞半煎至一盞溫服如白痢腹痛甚者恐有寒也去芩連加乾姜三分

產寶○芎朮香連丸治證同前

阿膠珠　白朮各五錢　乳香　木香各二錢半

枳殼麩炒　乾姜炮各二錢　黃連一兩茱萸同炒　砂仁炒

川芎各五錢

右為細末醋糊為丸如梧桐子大每服三十丸白湯下

產寶○治妊娠泄瀉兩脇虛鳴臍下冷痛由食瓜果生冷等物又當風取涼所致者

柯子皮煨 白朮各一錢 陳皮 良姜炒

木香 白芍酒炒 甘草炙各五分 肉荳蔻麫裹煨五分

右細切加生姜五片水一盞半煎至一盞溫服

（産寶）芎蘇散治姙娠外感風寒渾身壯熱頭目眩運

紫蘇葉 川芎 白芍 白朮

麥門冬 陳皮 乾葛各六分 甘草炒三分

右細切作一服加生姜五片葱白三寸水一盞半煎至一盞溫服不拘時候

（良方）升麻六物湯治姙娠六七箇月傷寒壯熱或發赤斑變黑溺血

升麻二錢 梔子 杏仁 大青草

小草 甘草各一錢

右細切作一服加葱白三寸水一盞半煎至一盞溫服

（活人）姙娠傷寒百節疼痛壯熱不急治則落胎

柴胡　乾葛　知母　石膏各六錢

大青八錢　梔子一兩　升麻八錢　葱白十四莖

右細切，用水七盞，煎至三盞半，分四服。

活人○傷寒安胎

白朮　黄芩各等分，新瓦上炒

右細切，每服三錢，加生姜三片，水煎服。

活人○治姙娠傷寒

柴胡一錢　前胡　當歸各七分　人參四分

芍藥　生地黄各六分　甘草三分

右細切，作一服，加生姜三片，葱白三莖，水一盞半，煎至一盞，去柤，溫服。

産寶○催生散，治姙娠傷寒熱病，胎死腹中，身冷，唇青，舌胎帽臭出

蒼朮一錢　桔梗五分　橘紅三分　白芷

桂心去皮　甘草炙各一分半　當歸酒浸　乾姜炮
厚朴　芍藥　半夏泡　川芎
枳殼炒各二分半　南木香　杏仁炒各一分
右細切作一服水一盞半加生姜三片大棗一枚煎至一盞
温服未下再進一服　○崔氏治妊娠欬嗽
紫菀茸　麥門冬各一錢　白皮　杏仁炒去尖研
炙甘草各二分半　桔梗二分
右細切加生姜三片竹茹一塊彈子大用水一盞半煎至一
一盞去粗入白蜜一蛤殼許再煎數沸温服

産宝○妊娠痰嗽見紅

歸身　熟地黄　天門冬　麥門冬
紫菀各五分　桑白皮蜜炙　杏仁　炙甘草
桔梗　片黄芩　五味子　阿膠炒成珠二分半

右細切作一服痰盛加竹茹一團水煎入小薊汁同服

驗錄 ○小産後下血不止

人參　黄芪　當歸　白朮

白芍　艾葉　甘草炙　阿膠炒

川芎　青皮　香附　砂仁

右各等分白水煎服

驗錄 ○小産後心腹疼痛

當歸　川芎　熟地黄　白芍各一錢

玄胡索七分　桃仁去皮尖　紅花各三錢　香附子

青皮炒黑　澤蘭　牡丹皮各等分　右細切水一盞半入童便酒各半盞煎至一盞温服

産寶 安榮湯治胎氣不固時常小産宜預服此以固胎元

四物湯加阿膠珠香附子白朮條芩砂仁糯米桑寄生白

水煎服

產生 ○治兒在腹中哭

用多年空屋下鼠穴中土一塊令孕婦噙之即止

○又方用黃連三五錢濃煎汁時時呷下自止

一云臍帶上疙瘩乃兒口中含者因妊婦登高取物脫出兒口以致作聲令妊婦曲腰向地拾物使兒復得含之即止

○丹溪束胎丸至七八箇月內服之

黃芩炒夏一兩秋七錢冬五錢　白朮二兩　茯苓七錢半　陳皮三兩

右為細末粥丸如梧桐子大每服三四十丸白湯下

丹溪 ○達生散孕至八九箇月內服十數貼甚好易産腹少痛

大腹皮原本三錢恐大多今用一錢先扯拔令淨用酒洗晒乾再用烏豆汁洗淨方可用恐鴆毒害人

人參　陳皮　紫蘇連莖葉各五分　白芍藥

白朮　當歸各一錢　甘草炙二分

右細切作一服外入黃楊腦七箇胎瘦者不須用葱五葉夏加黃芩黃連五味子春加川芎防風秋加澤瀉冬加砂仁或通加枳殼砂仁胎動不安加金銀二三五錢野苧麻根一錢氣上逼心加紫蘇地黃性急加柴胡多怒或加黃芩佐之食少加砂仁神麴渴加麥門冬黃芩能食倍加黃楊腦

丹溪○臨月用以養胎能瘦胎不長有痰加半夏黃芩

當歸　川芎　黃芩　陳皮

白朮　香附各一錢　白芷二分　甘草二分

右細切水煎調益元散一錢服虛者加入參七分

丹溪○催生散

白芷炒焦黑　百草霜　白滑石各等分

右爲細末煎芎歸湯調下二三錢

丹溪○紅莧菜及馬齒莧俱能墮胎雖婦切忌臨産用以催生煮食亦效

丹溪○難産多是氣血虚亦有氣血凝滯而不能轉運者亦有因八九箇月内不能謹慾者

丹溪○難産多見於安逸鬱悶之人富貴奉養之婦其貧賤者未之有也古方瘦胎飲本爲湖陽公主設蓋以其奉養厚而氣實故爲此方以耗其氣使氣血和平而易産耳非至論也

仲景○金匱當歸散安胎養血清熱孕婦時常宜服

當歸　川芎　芍藥　白朮

條芩各等分

右爲細末每服二錢温酒或湯調服

良方○令液丸治横生倒産

飛生毛火燒腋下者尤佳　血餘無病女人髮燒灰

公母羊糞已上各半錢　伏龍肝一錢

黒鉛二錢用小銚子火上鎔投水銀半錢急攪結成砂子細研

右為細末用粽子尖為丸如菉豆大遇難産以順流水送下五丸兒身自順而産子母俱活矣

○催生鉛丹治横生逆産

黒鉛一錢

右以小銚子大上鎔化投入水銀二錢急攪結成砂子傾出用熟綿紙作丸子如菉豆大臨時以香水送下立産

○如神丹治難産用巴豆三枚萆麻子七枚去殼研入射香少許捏作餅子貼臍

詩曰巴三萆七脱衣裳　細研如泥入射香

捏作彈丸臍下貼　須臾子母便分張

催生如聖散 用黄蜀葵子不拘多少炒

右為細末每服二錢熱酒調下如不飲酒熱湯調亦可或

以蜀葵花焙乾熱酒調下一錢亦效

詩曰黄葵子炒百餘粒　研爛酒調濟窘急

若還臨危難産時　免得全家俱哭泣

産室

香桂散 下死胎

麝香五分　官桂三分為末

右件和匀作一服温酒調下須臾即下

來甦散 治孕婦欲産未産之時忽然悶不省人事

木香不見火　神麯炒　陳皮去白　麥糵炒

黄芪去芦　生姜切碎炒黑　阿膠珠炒成珠　白芍各五分

糯米半合　苧根一錢　甘草三分

右細切作一服水一盞半煎至一盞去粗斡開口灌下未

醒再煎一服連接灌之即甦

產寶○霹靂奪命丹 治臨產未產之時目翻口禁面黑唇青口中沃沫子母俱殞命在須臾若兩臉微紅子死母活急用此藥救之

蛇退一條燒 千里馬路上左足草鞋一隻燒灰一錢 金銀鉑各七片

髮灰一錢 蚕退紙燒灰一錢 乳香五錢另研 黑鉛一錢半用水銀七分半炒成砂

右共為細末以猪心血和丸如梧桐子大每服二丸倒流水送下如灌不下化開灌之修合此藥時勿令婦人孝子雞犬見之

產寶○無憂散 治分娩難產及胞衣不下等証娠婦臨月預服此藥日進二服則分易生而胞易落也

當歸酒洗 川芎 白芍各七分 木香不見火

甘草各五分 枳殼炒黃色 乳香各一錢 血餘灰四分

右爲細末分作二服水一盞煎至八分濾去粗溫服不拘時候吳本無候字

○催生奪命如神丹

牡丹皮　枳殼麩炒　赤芍各二錢　蛇退二錢

青皮　阿膠珠　甘草炙　五加皮

芸薹子　管婁　馬鳴退炙焦各五分

花蕊石火煅五分　乳香一字另研

右爲細末煉蜜丸如彈子大臨産細嚼一丸棗湯送下未産少頃又嚼一丸以産爲度

○芎歸湯一名佛手散治妊娠因事跌仆子死腹中惡露妄行疼痛不已口噤欲絶用此藥探之若子死腹中立便遂下若腹痛隨止子母俱安又治臨産難生胞衣不下及産後血暈不省人事狀如中風血崩惡露不止腹中血刺疼痛

血滯浮腫入心經語言顛倒如見鬼神血風相搏身熱頭痛或似瘧非瘧一切胎前產後危急狼狽垂死等証並皆治之

當歸酒洗去蘆一兩　川芎七錢

右細切分作四服每服用水一盞煎將乾投酒一盞半煎五七沸溫服如口噤撬開灌之如人行五里許再灌盡此四服便當立產神驗

○奪命丹治胞衣不下蓋兒之初生惡血流入衣中衣為血所脹塞故不得下須臾冲上逼心即死急服此藥

黑附子炮五錢　牡丹皮一兩　乾漆炒煙盡二錢五分研細

右為細末用米醋一升大黃末一兩同熬成膏和前藥末為丸如梧桐子大每服五七丸溫酒下

產寶○黑龍丹治難產及胞衣不下血迷血暈等証

當歸　五靈脂　川芎　良姜

生地黄 已上各二錢細切入雞子殼内紙筋鹽泥固濟火炒入右藥

百草霜一兩　硫黄煅　乳香各二錢　琥珀

花蕊石各一錢

右件連前藥共為細末酒米糊為丸如彈子大毎用時將一二丸仍用火煅紅為末以童子小便合酒調灌下垂死者灌三四丸即活其功不可盡述

生宅 ○一方治胞衣不下

川牛膝二錢　當歸一錢半　木通三錢　滑石四錢

黄葵子二錢半

右用水煎連進三四服立下

瘦胎方 ○枳殻散 姙娠八九箇月内胎氣壅滿常宜服之滑胎易產安和子臟益血舒氣

枳殼五兩麸炒黄色 粉甘草半炙一兩 香附子炒一兩

右為細末每服二錢空心沸湯點服日進三服二方加糯米炒同為末白湯點服令兒易産初生胎氣微黒百日後肥白以為古方之冠若姙婦稍弱者単衣恐胎寒腹痛胎弱多驚於内加當歸一兩木香半兩不見火如此用之則陽不致強陰不致弱二氣調和有益胎嗣

○自姙娠初得以至臨月藥石禁忌歌

歌曰蚖斑水蛭及䖟虫　烏頭附子與天雄

野葛水銀并巴豆　牛膝薏苡連蜈蚣

三稜代赭芫花射　大戟蛇蛻黄雌雄

牙硝芒硝牡丹桂　槐花牽牛皂角同

半夏南星與通草　瞿麥乾姜蟹甲爪

硇砂乾漆蕪荑仁　地膽茅根莫用好

孕婦○飲食禁忌

雞肉合糯米食令子生寸白蟲○食犬肉令子無聲○鮎鯉同雞子食令子生疳蝕瘡○　食兔肉令子缺唇○食羊肝令子多厄難○食鼈肉令子項短縮頭○鴨子與桑椹同食令子倒生心寒○鮮魚同田雞食令子瘖瘂○雀肉同豆醬食令子面生雀卵斑黑○食螃蟹橫生○食姜芽令子多指○食氷漿令絕產○食雀肉飲酒令子多淫無恥○食茨菰消胎氣○食驢馬肉過月難產○豆醬合藿菜食墮胎○食山羊肉令子多病○食鰍鱔無鱗魚難產○食諸般菌生子驚風而夭○食雀腦令子患雀目○勿妄服湯藥勿妄亂針灸勿過飲酒漿勿舉重登高涉險心有大驚子必癲癇勿多睡卧須時時步步動和血脉勿勞力過傷使腎氣不足子必解顱腦破不合○衣毋太溫

食毋太飽若脾胃不和榮衛虛損子必羸瘦多病戒之戒之

○臨產須知

○一臨月不可洗頭以免橫生逆產

○一懷娠十月已滿陰陽氣足忽然腰腹陣痛胎孕偏陷腰間重脹穀道挺迸漿水淋下其兒遂生此乃正產若當生自有其時如瓜熟蒂懸栗熟自落之類

○一凡臨產宜擇年高有識穩婆及純謹婦人三四人扶持一應外來閑雜之人喪服穢濁之婦預宜杜絕勿令觸犯胎氣致產不利產後客氣犯兒亦主傷害

○一凡臨產房中不得喧鬧宜緊閉門戶靜以待生

○一歲月滿足方覺腹痛不可驚動太早早則舉家霍亂卜筮問神巫覡之流稱說鬼神多方哄嚇媒利產婦聞之恐

怖夫恐則氣怯氣怯則上焦閉下焦脹氣乃不行以致難產如此者急宜服紫蘇飲以寬其氣

一凡臨月忽然腹痛或作或止或一日二日三五日胎水已來腹痛不止者名曰弄痛非當產也又有一月前忽然腹痛如欲便產却又不產者名曰試月非當產也不問胎水來與不來俱不妨事但當寬心候時若果當產時腰腹痛極不已穀道挺迸眼中火出其時便產豈有或痛不痛欲產不產之候耶人多於欲胡行亂做枉了性命可不慎歟

一凡初覺腹痛而腰不甚痛者未產也且扶行熟忍若行不得則凭物而立行得又行

一世人不識但見腹痛纔作便謂生產生婆躁狂者不候時至便旨試水試水併胞漿先破風入產戶以致腫脹門戶狹小乾澀難產

一將產之時產母甚痛不肯舒伸行動因兒出腰眼雖胎轉動尋到生門已被遮閉又轉又尋至三胎已無力決至難產

一初覺不痛且當任意坐卧勉強飲食毋致臨產乏力

一凡產母初覺欲生便須惜力調養不可妄亂用力兒身未轉便被用力一逼令兒錯路以致橫逆須待臨到產門用力一逼兒即下生此所當用力也譬如登廁時候未至用力何益

一凡產母如覺心中煩悶可取白蜜一匙溫水調服之

一產母如覺飢餓可進以軟白粥不令飢渴以致乏力亦不可食硬飯粘粽恐產後有傷食之病

一未產之先或煩渴欲飲水只可與清米飲飲之為佳

一凡產下不可服催生符水況血得寒即凝血一凝則胎滞而

反致數産夫催生符水蓋是野道士求食媒利之説有何益哉

一凡産婦胞漿未下但當穩守無妨胞漿既破一二時後不下生便當服催生藥要緊矣夫胞漿者本胞内養兒之水也兒既拆胞其水既下胎隨水而下則為易生胎元無力轉頭遅慢漿下即血來閉塞道路令子無路可通故難産也然用蜀葵子等破血之藥逐去惡血令兒得路而生故曰催生藥也

一凡催生多用滑利迅速之藥如

兔腦　筆頭灰　弩牙　蛻退之類是也

一凡催生若見水血先下子道乾澁不能下者如

猪脂　油　蜜　酒　葱白

葵子　牛乳　楡白皮　滑石之類是也

○三凡催生若稽停勞力之久風冷乘虛入於子宮使氣血凝滯而難產者如

牛膝　葱　桂　五積散　順元散之類是也

○四凡催生有觸犯惡氣心煩燥悶難產者如

射香　硃砂　乳香　青竹茹之類是也

○夫產育之難者皆由產婦不曾預聞講說生育道理臨事倉惶用力失宜遂有難產之危是故有逆產者則先露足有横生者則先露手坐產者則先露其臀此皆用力太早之過夫當臍腹疼痛之初兒身纔轉而未順用力一逼遂致横逆若手足先露者用細針刺兒手足心一二分深三四刺之以鹽塗其上輕輕送入兒得痛驚轉一縮即順生之矣或兒脚先下者謂之踏蓮花生急以鹽塗兒脚底又可急

搔之仍以塩摩母腹上則正生矣

○灸法治難産及胞衣不下急於産母右脚小指尖頭上灸三壯炷如小麥大立産

○凡横倒難産用蛇蜕一條全者蚕退紙一張右以二物入新甕瓶中塩泥固濟燒存性為末煎榆白皮湯入乳香同調服下則順生

○又方治横生先露手足

阿膠炒　滑石一両　冬葵子一合　酥油一両

毎服四錢水一大盞煎至七分連進二三服

○又方治横逆不順子死腹中用

伏龍肝灶心紅土也

右為細末温酒調下一二錢其兒頭戴土而出甚驗

○催産

凡兒身已順，門戶俱正，兒已露頂而不能生者，因兒身回轉，肚帶攀住兒肩，不能下也。治法：急令產母仰卧，輕輕推兒向上，徐徐引手，以中指按兒肩下其臍帶，須候兒身正順，產母用力一送，兒即下生。○又法：令穩婆款款分脫臍帶外，將紙撚。

○凡兒身向未順，生路未正，被產母用力一逼，令兒偏生，或左腿或右腿，或臂或左右額角，雖兒身已逼產門而不能下，但云兒已露頂，非頂也。治法：當令產母仰卧，看生人輕輕推兒近上，以手正其頭，用力一逼即下。若是頭之後骨偏住穀道，兒則露額，當令看生人以綿衣炙令溫煖，裹手急於穀道外傍輕輕推兒頭令正，然後用力一送，兒即下生矣。此名偏產。

○治盤腸產法

○有臨產則子腸先出，甚可驚恐。治法：以盆盛溫水溫潤其腸令產婦仰臥且以言語安慰其心却用好米醋半盞和新汲水七分攪勻忽噀產婦面或背則抑頓而收每一噀令一縮三噀三縮腸則盡收矣仍用參芪歸芎等大劑補藥加升柴防風之類以升舉之未有不安者也○又法急以萆麻子去殼研細貼產婦頭頂上即收

○一方治產難數日子死腹中不出母氣欲絕

瞿麥六兩　通草三兩　桂心三兩　牛膝四兩　榆白皮四兩　一方無榆白皮有天花粉四兩大能墮胎右細切用水九升煎取三升去柤分三服頻飲即下

○又方牛膝丸下死胎

杜牛膝三兩　紫金藤七錢　肉桂二錢　當歸四錢　蜀葵根七錢　麝香五分

右為末米糊為丸如梧桐子大硃砂為衣每服五十丸乳

香湯送下

○又方治孕死腹中不出

用黃牯牛屎不拘多少塗母腹上立出○一云以牛屎炒令大熱入醋半盞以青布包裹於母臍上下熨之立下

○又治孕死腹中用雞子黃一箇生薑自然汁一合調勻頓服分免後用芸薹粥補之

○生子下血過多子死腹中增寒手指甲青面色黃黑胎上搶心悶亂欲死冷汗自出喘滿不食或食毒物或誤服草藥傷胎下血不止胎尚未損可安若已死即下極妙

牡丹皮　赤芍　桂心　桃仁

白茯苓

右各等分為細末煉蜜為丸如彈子大每服一丸細嚼淡醋湯送下俺服數丸立驗

○一方治胞衣不下

川牛膝三錢　當歸身尾二錢　木通三錢　滑石四錢

冬葵子二錢

右細切水煎連進二三服即下

○丹溪活套

凡婦人胎前諸疾只須以四物湯為主治看證加減調治○如覺腹中煩悶口苦厭食不問月數多少本方加白朮條芩砂仁煎服○如五六箇月後胎動不安或逆搶逼心本方加阿膠艾葉砂仁枳殼條芩白朮野苧根入金銀同煎服○如氣血虛心煩脉虛大無力或怔忡手戰及時有微熱本方加人參白朮黃芩甘草酸棗仁遠志麥門冬地骨皮等藥○如五六箇月前無故下血或因事下血謂之漏胎本方加條芩白朮甘草白芷苧根地榆桑寄生之類

○如七八箇月前後面目及四肢浮腫本方加茯苓澤瀉白术條芩炒梔子厚朴甘草稍麥門冬之類○如孕中忽然口噤吐沫不省人事言語錯亂本方合二陳湯加麥門冬竹茹遠志石菖蒲之類○如感冒風寒頭痛發熱或身體疼痛本方合小柴胡湯或更加細辛白芷防風羌活等藥○如二三箇月內嘔吐惡心不納飲食謂之惡阻本方去地黄加陳皮半夏縮砂仁神麯霍香麥芽陳蒼术白术之類○或因事動胎致胎不安動撞不已及下血欲墮本方加人參白术白茯苓條芩白芷桑寄生砂仁阿膠珠甘草等藥○或時有白濁白帶本方加白茯苓陳皮蒼术半夏神麯牡礪龍骨之類○如無故腹痛瀉利清水或發熱胎動不安本方加白术茯苓猪苓澤瀉蒼术柯子皮砂仁神麯乾姜之類

○祖傳經驗秘方治難產瀝漿胞乾胎不得下用香油蜂蜜各
一碗和勻用銅銚慢火煎一二沸掠去沫調白滑石末一
兩重攪勻頓服外以油蜜於母腹臍上下摩之立產
○又方催生曾試甚驗用兎頭骨家猫頭骨各一箇以火煅地
上出火毒研為極細末每服二三錢濃煎芎歸湯調下即
產
○又方治胞衣不下三退飲
蛇退全者二條　蚕退紙一方　蟬退四十九箇
用甆瓶盛燒存性細研順流水調服立下

婦人科下 產後

論

内經曰一息不運則機緘窮一毫不續則穹壤判所謂氣血周流循環無端少有不續則身危矣若夫姙娠之婦子在腹中母子一氣流通全賴漿水滋養十月數足血氣完全形神俱備忽如夢覺自能用手折胞求路而出既出胞外母子分體呼吸殊息其可久羈於內而使其氣化不運不續哉夫胎元壯健者胞既折即隨漿而下故易產也其困弱者轉頭遲緩胞漿既乾污血來塞道路凝滯是以橫生逆產子死腹中而產母之命死在須臾可不畏乎凡見將產之際胞漿既下踰時尚未分娩便當傍惶設計用藥逐去惡血使子路通暢而無難產之患豈可袖手以待斃哉是故催生之藥即芎歸益母草冬葵子之類皆使之逐去污血者也若腰腹未甚疼痛

漿水少許瀝而下名為試漿實非胞内真漿也且宜寛心守待切不可輕易便令穩婆拷取産母用力逼胎太早多致横逆不順須謹慎其或先見手足不順者額偏露者但當以手輕輕撥正以待其自下可也若分娩之後胞衣未下者猶為可慎宜多方用藥逐下甚不可令粗率之婦摘取嘗見有擗破不慎致終身之害者有取下肝葉而産母隨時殞命者可不謹與若夫難産之婦皆是産前恣慾所致非獨難産且産後諸疾皆由是而生焉或有作寒作熱似瘧非瘧或大熱頭疼身痛如傷寒状或卒中口禁如痓如癇或左癱右痪角弓反張或妄言見鬼心神恍惚或耳目口鼻忽覺黒氣如烟薫之状或腹中作痛綿綿不絶已上諸症若非惡露未盡即是勞傷血氣大虚之証丹溪曰凡産前當清熱養血為主産後宜大補氣血為要雖有雜証以末治之此萬世不易之定

論也雖然亦有離褥太早或澡浴身垢以致感冒風濕或多啖雞子糉粽難消之物皆能惡寒發熱變証多端醫者宜潜心診察脉候以扶危拯急不可苟且妄治以夭人之天年也

脉法

脉經曰新產婦人有三病一者病痓二者病鬱冒三者大便難云云師曰亡津液胃燥故大便難產婦鬱冒其脉微弱嘔不能食大便反堅但頭汗出所以然者血虛而厥厥而必冒冒家欲解必大汗出以血虛下厥孤陽上出故但頭汗出所以產婦喜汗出者亡陰血虛陽氣獨盛故當汗出陰陽乃復所以便堅者嘔不能食也小柴胡湯主之病解能食七八日而更發熱者此為胃熱氣實承氣湯主之

婦人產後七八日無太陽症小腹堅痛此為惡露不盡四五日

不太便趺陽脉微實再倍其人發熱日晡所煩燥者譫語不能食利之即愈宜承氣湯以熱在裏結在膀胱也

按丹溪曰産後宜大補血氣為主雖有雜証以末治之又曰産後不可汗下叔和以仲景治傷寒法用承氣小柴胡等藥欲退産後之熱恐非至到可法之論姑述於此以與賢者共議而擇之可也

丹溪曰産前脉細小産後脉洪数皆死又曰産前脉當洪数既産而洪数如故豈得不死此亦太概言之今見産後豈無脉洪数而生者

方法　丹溪方法凡十一條

丹溪曰産後當大補氣血為主雖有雜症以末治之

○産後補虚用參术黄芪陳皮歸身尾川芎炙甘草如發熱輕則加茯苓淡滲之其熱自除重則加乾姜或云大熱而用乾姜何也曰此熱非有餘之邪熱乃陰虚生内熱耳蓋乾姜能入肺分利肺氣又能入肝分引衆藥生血然必與補陰藥同

用之此造化之妙非天下之至神其孰能與於此哉

○產後發熱惡寒或口眼喎斜等症皆是血氣虛甚當以大補氣血為主治左手脉不足補血藥多於補氣藥右手脉不足補氣藥多於補血藥切不可用小續命湯表散之劑

○產後惡寒發熱腹痛者當去惡血若腹不滿者非惡血也

○惡露不盡小腹作痛名兒枕痛用五靈脂香附為末醋糊丸甚者加搦尖桃仁一云用神麴糊丸白朮陳皮湯下氣虛者四君子湯下

○治血刺痛用當歸乃和血之法若因積血而刺痛者宜桃仁紅花當歸頭之類（血在下焦當用歸尾）

○產後血運用韭葉細切盛於有嘴瓶中以滾醋沃之急封瓶口以瓶嘴納產婦鼻中即甦（或用秤鎚及磚石燒紅投醋中薰之亦良法也）

○又方用鹿角一段燒存性出火毒為末酒調灌下即醒

○血運因氣血俱虛痰火泛上作暈二陳導痰隨氣血加減硃砂安神丸亦可服以麥門冬湯下

○一方治血運

人參一兩　紫蘇五錢

右細切童便酒水三物同煎服

○嚴氏清魂散治產後血運昏不知人

澤蘭葉　人參各一兩　荊芥穗四兩　甘草炙八錢

川芎二兩

右為細末每服二錢溫酒入童便調下更用漆器燒烟薰之頻置醋炭更服此藥

○愈風湯治產後中風口噤牙關緊急手足瘛瘲角弓反張

荊芥穗　當歸各等分焙乾

右為細末每服三錢豆淋酒調下童便亦可○豆淋酒見上

大黑豆不拘多少炒焦投好酒中

丹溪 ○新產後不可用芍藥以其酸寒能伐發生之氣也

局方 ○產後乳汁不通用通草七分瞿麥柴胡天花粉各一錢桔梗一錢青皮白芷木通赤芍連翹甘草各五分作一貼水煎食後細細飲之更摩乳房或無子食乳者要消乳用麥蘖二兩炒分作四服白湯調下

丹溪 ○產後泄瀉利用陳皮白朮茯苓川芎酒炒芍藥黃芩滑石炙甘草煎服立效 ○一方無甘草有乾姜炙按二物皆可缺

丹溪 ○凡乳母但覺小水短少即是病生便須服藥調治蓋兒飲母乳母安兒安防患未形治法之善者也

丹溪 ○有產婦因收生者不謹損破尿脬而致淋瀝不禁因思肌肉破尚可完補診其脉虛甚蓋難產因氣血虛故產後猶虛試與峻補以參朮為君芎歸為臣桃仁陳皮黃芪茯苓

為丸以備半服煎湯熱藥汁極飢飲之一月而安蓋氣血驟長其脬即完恐稍遲亦難成功也

（局方）黑神散治產後惡露不盡或胎衣不下血氣攻冲心腹疼痛及血迷血暈等症

黑豆炒半升　熟地黃　當歸酒洗浸　肉桂去粗皮

乾姜炮　甘草炙　白芍　蒲黃各四兩

右為細末每服二錢童便和酒調服

濟生方無蒲黃有附子

（產寶）人參當歸散治產後去血過多血虛則陰虛陰虛生內熱令人心煩短氣自汗頭痛

熟地黃　人參　當歸身　肉桂

麥門冬　白芍炒各一錢

右細切作一服入淡竹葉五片生姜三片水煎服

產寶（一）當歸黃芪湯治產後失血過多腰痛身熱自汗

當歸身 三錢 黃芪 二錢 白芍 一錢半 炒

右細切作一服水一盞半加生姜三片煎至一盞温服

（一）失笑散治產後心腹疞痛欲死及兒枕痛

蒲黃 炒 五靈脂 各等分

右為細末每服二錢熬成膏白湯化下

產寶（一）三聖散治兒枕痛

當歸 肉桂 玄胡索 各等分

右為細末每服二錢熱酒或童便調下

（一）抵聖湯治產後血氣傷於脾胃腹脇滿悶嘔逆惡心

赤芍藥 半夏 澤蘭葉 陳皮

人參 各二錢 甘草 炙 一錢

右細切作一服入生姜三片水煎服之

○當歸羊肉湯治産後發熱自汗肢躰疼痛日久不愈名曰蓐勞

當歸身七錢　人參七錢　黄芪一　生姜五錢

右細切用羯羊肉一斤煮取清汁五大盞去肉相入煎藥慢火煮取四盞分六服徐徐飲之

産宝

○茯苓散治産後心虚怔忡不定言語錯亂

人參　甘草　山藥　當歸各一錢

遠志　茯苓　桂心　麥門冬各五錢

右細切作二服加生姜三片大棗一枚水一盞半煎至一盞去租温服之

産宝

○當歸散治産後氣血俱虚恐增客熱宜服此以去悪露

當歸　白芍　川芎　黄芩各一兩

白术五錢

右爲細末每服二錢童便入温酒調下

（産寶）黄芪湯治産後虚汗不止

黄芪二錢　白术　防風　熟地黄

牡蠣粉煅　白茯苓　麥門冬　炙甘草各五分

右細切作一服加大棗一枚水煎服

（良方）增損四物湯治産後陰虚發熱或日間明了暮發寒熱

當歸　川芎　生地黄　柴胡各等分

右細切每服五錢水一盞半煎至一盞温服

（良方）四物一黄散治産後腹中血塊作痛

當歸炒　川芎炒　熟地黄　白芍炒各五錢

蒲黄炒二錢半

右爲細末每服二錢空心温酒調下

（　）産寶黑龍丹治産後一切血疼垂死者但灌藥得下無有不

愛者

五靈脂　生地黄　當歸　川芎

高良姜各二錢

右細切用砂罐一箇盛藥外以赤石脂為細末醋調封縫

又以紙蔽盞泥固濟文武火煅過置地上出火毒研細入

後藥

硫黄一錢半　花蘂石一錢另研　乳香一錢半另研　琥珀一錢另研

右同前藥共為細末醋糊為丸如弾子大毎服一丸用生

姜自然汁無灰酒各一合童便半盞合和將藥於炭火上

燒紅投入姜酒内研散頓服立效

産　○烏金散治産後血迷血運敗血不止淋瀝不斷臍腹疞痛

頭目皆眩多汗無力及治崩中下血不止

麒麟竭　亂髪燒灰水洗淨　松墨煅醋淬　百草霜

當歸去芦　肉桂去粗皮　赤芍　延胡索

鯉魚鱗燒存性

右各等分為細末每服一二錢溫酒調下

產室〇調經散治產後虛浮蓋敗血乘虛停積府藏流注肌肉腐壞成水令人面目四肢浮腫切不可用導水泄利之藥是謂重虛其虛多致夭亡此藥主之

沒藥一錢另研　琥珀一錢另研　桂心　赤芍藥

當歸各一　細辛　麝香五分另研

右為細末每服一錢七薑汁溫酒童便和調服之

產室〇正脾散治產後通身浮腫及治婦人大病後脾氣虛弱中滿腹脹等病

蓬莪术　香附子童便浸　茴香　甘草炙

陳皮

右各等分為細末每服二錢灯草木通湯下

方（一）栢子仁散治產後譫言妄語皆心血虧欠心神不守所致

栢子仁　遠志去心　人參去芦　桑寄生

防風去芦　琥珀另細研　當歸　熟地黃

甘草炙

右各等分細切每服五錢先用白羊心一枚而子煮汁一盞煎藥至一盞去羊心及粗滓服不拘時

方（一）琥珀散治產後瘀血攻心迷悶妄言見鬼

琥珀　鈆粉各一錢　人參　茯神

生地黃　阿膠珠各七錢半　硃砂五錢　甘草

射香各一錢另研

右為細末和勻每服一錢用金銀煎湯調下

方（一）交感地黃煎丸治產後舌強不語眼見黑花或發狂見鬼

及胞衣不下心腹脹滿等症

生地黃新掘　生姜各二斤各用石臼杵細以布絞去汁留滓以新汁各炒乾

當歸去蘆一兩　延胡索炒一兩　蒲黃炒香四兩　琥珀另研一兩

右為細末煉蜜為丸如彈子大每服一丸煎當歸湯化下食前服

局方○七珍散治產後不語

人參　石菖蒲　川芎　熟地黃各一兩

細辛一錢　防風五錢去蘆

右為細末每服一錢匕薄荷湯調下不拘時服

局方○調中湯治產後瀉利臍腹疞痛六脉沉細

高良姜　當歸　桂心　白芍

附子炮去皮　川芎各一錢　甘草炙五分

右細切作一服加生姜五片水一盞半煎至一盞溫服

局方○定痛散治産後悪血不止腹中作痛

當歸　芍藥各二錢　肉桂一錢

右細切作一服酒水合一盞半生姜五片煎至一盞服

○麻仁丸治産後大便秘結

麻仁去殼　枳殼　人參　大黄　當歸各八分

右為細末煉蜜為丸如梧桐子大每服二十丸白湯下未通漸加丸數以便潤為度

局方○羊肉湯治産後腹中虛痛氣血不足羸弱力倦及寒月中生産寒氣入於産門臍下脹滿手不可犯此寒疝也此藥主之此方乃張仲景之方曾試極驗

精羯羊肉四兩　當歸二兩　生姜一兩　陳皮二兩

右細切用水三碗酒一盞煎至一碗去粗分二服加葱塩亦可

局方〇滋腸五仁丸治産後血氣虛損大腸閉澁傳道艱難

杏仁去皮尖麩炒　桃仁如上製各一兩　柏子仁五錢　松子仁二錢半

郁李仁一錢麩炒　橘紅四兩研末另

右五仁另研爲膏合橘皮末和勻再研煉蜜丸如梧桐子大每服三十丸加至五六十丸食前清米飲下　一方加當歸梢五錢

局方〇固經丸治産後血氣未復而有房事及勞役損傷致血暴崩或淋瀝不止

沒藥　赤石脂　補骨脂　木賊各半兩

附子一隻炮去皮臍

右爲細末米糊爲丸如梧桐子大每服二十丸溫酒下或陳米飲下

〇熟乾地黃散治症同前亦治婦人一切崩中下血不止頭目

沉重

熟地黄一錢半　甘草一分半　蒲黄炒黑色五分　白茯苓五分

桂心二分半　阿膠一錢炒得鹿角膠亦好　蟹爪微炒一兩

伏龍肝七分半　昆布男子裩襠也一錢燒存性　白芍藥五分　當歸一錢

右細切作二一服入竹茹一錢用水二盞煎至一盞温服

〇拒勝湯治產後腹脹滿悶嘔吐不定蓋敗血入於脾胃而脾不能運化故胃不能納穀以致嘔吐腹脹等症

赤芍　半夏泡七次　澤蘭葉　人參去芦

陳皮去皮一錢　各　甘草炙一分

右細切作二一服加生姜三片水一盞半煎至一盞温服

偏

〇八味理中丸治新產血氣俱傷藏府暴虛躰弱多汗一百日內常服壯氣補虛止嘔吐

人參一兩去芦　甘草一兩半炙　乾姜一兩泡　白术二兩

砂仁一兩　白茯苓一兩　麥蘖麴炒　神麴炒各一兩

右為細末米糊為丸如梧桐子大每服三十丸食前姜湯

下有痰者宜加半夏麴

○旋覆花湯治產後感冒風寒咳嗽喘急痰涎壅塞坐臥不寧

前胡　麻黃去節　杏仁去皮尖炒研　五味子

茯苓　甘草炙　旋覆花　半夏麴

荊芥穗　赤芍各半錢

右細切作一服加生姜三片大棗一枚水一盞半煎至一

盞去粗溫服

產寶○四神散治產後留血不消積聚作塊急切疼痛下利不止

當歸去芦　乾姜泡　川芎　赤芍各半錢

右為細末每服三錢溫酒調下

產寶○當歸養血丸治產後惡血不散發熱臍腹痛及惡露不盡臍

腹堅脹蕪治婦人室女經候不調赤白帶下腹脇疼痛

當歸去芦 赤芍各四兩 牡丹皮 桂心炒

延胡索炒各二兩

右為細末煉蜜丸如梧桐子大每服三十丸或酒或米湯任下

〔〕猪腎子飲治產後蓐勞寒熱如瘧咳嗽頭疼自汗躰瘦腹中疞痛

猪腰子一片切作四 當歸 白芍各一兩

右以當歸白芍二味細切用水三碗煮至二碗去粗將腰子切碎如骰子狀入前藥汁內用晚粳米一合香豉一兩葱白五七根同煮糜爛空腹食之日進一服

産〔〕當歸黃芪飲治產後陰脫○謂陰戶宮中脫下也

當歸 白芍 黃芪 人參各二錢

升麻半錢

右細切作一服水煎溫服未效再服

產宝　○當歸散治婦人陰脫又名疝癩

當歸　黃芩　白芍各一兩　蝟皮半兩燒存性

牡蠣煅二兩

右為細末溫酒或米湯調下忌登高舉重

○桃仁膏治產後陰疼煩悶

桃仁　五味子　枯礬

右為末研桃仁膏拌付

產宝　○硫黃湯治產後玉門不歛

硫黃四兩　吳茱萸　兎絲子各一兩半　蛇床子一兩

右細切每服四錢水一碗煎湯頻洗之自歛

○婦人乳汁不通有二種有血氣壅盛乳脉滯而不行者有血

氣虛弱乳汁絶少者。夫虛者補之，用鍾乳粉、猪蹄、鯽魚之類；盛者行之，用通草、漏芦、土瓜根之類。方見于後。

產寶

○漏蘆湯　治婦人肥盛，氣脉壅滯，乳汁不通，或留結為癰腫，癰將欲成膿者。

漏芦二兩半　蛇退炙，一條　土瓜根十根，切片，炒焦

按：土瓜，當作王瓜。王瓜，《禮記·月令》四月王瓜生，即此物也。其實如瓜蔞而小，如荔枝，色黃，藤蔓藤闇無缺者是。

右為末，每服二錢，酒調下，仍吃熱羹湯助之。

○鍾乳散　治婦人氣虛血少，脉澀不行，乳汁絶少。

鍾乳粉細研

每服二錢，濃煎漏芦湯調下。

○母猪蹄湯　治乳汁不通

母猪蹄一隻　通草四兩

用水一斗，煮取四五升，取汁飲之。未下，更作一料服之。

○丹溪活套云

新産不可用芍藥以其酸寒能伐發生之氣內忌之只以黄芪四物湯爲補虛之要藥以黄芪易芍藥是也○如氣虛者本方加參朮茯苓甘草發熱者加乾姜○自汗多者少用川芎勿用茯苓倍蜜炙黄芪○如口渴加五味子麥門冬○如腹痛者非芍藥不可雖新産亦用但以酒炒不妨○如惡露不盡作痛四物湯煎調香附五靈脂末服甚者加桃仁泥四五分○新産子宫未斂作痛名兒枕痛又名蝦蟇塊痛用醋炒芍藥粟殼甘草水煎入少米醋或以三物爲末醋湯調服酸以收之之義也○産後有惡血不生發寒熱成癥瘕者四物湯加三稜莪朮乳香沒藥香附五靈脂乾漆桃仁紅藍花之類○産後腹痛不息宜四物湯加烏藥香附桂心高良姜陳皮童便和醋煎服甚效○産後月餘經血淋瀝不止四物

加白芷升麻，調血餘灰。○產後陰痛，四物加藁本防風。○產後通身浮腫，四物加乳香沒藥桂心木通大腹皮高良姜血竭檳榔海金沙。○產後子腸不收，八物湯加升麻防風，須以酒炒黄芪為君。○產後中風口眼歪斜，八物加附子荊芥少許，加防風羌活煎服。

京本校正醫學正傳卷之七終

京本校正醫學正傳卷之八目録

小兒科　論　又變蒸論

小兒脉法總論　三關脉法形狀　湯氏察形色總斷

面上諸侯形證歌凡七首　內八段錦凡四首

外八段錦凡十首

急慢驚門　論　脉法　丹溪方法凡二條

東垣治驚風論　東垣黄芪湯　東垣益黄散二條

錢氏安神丸　錢氏白术散　又治驚風方

急慢驚風方　又急慢驚風方　又治慢驚風方

鎮驚丸　奪命丹　利驚丸

瀉仁丸　抱龍丸　千金龍膽湯

宣風散　五福化毒散　金鉤丸

鈎藤飲　温白丸　凉驚丸

醫學正傳　卷之八

吐瀉門五

痘疹門 六　論　丹溪方法總論　丹溪方法凡三十二條

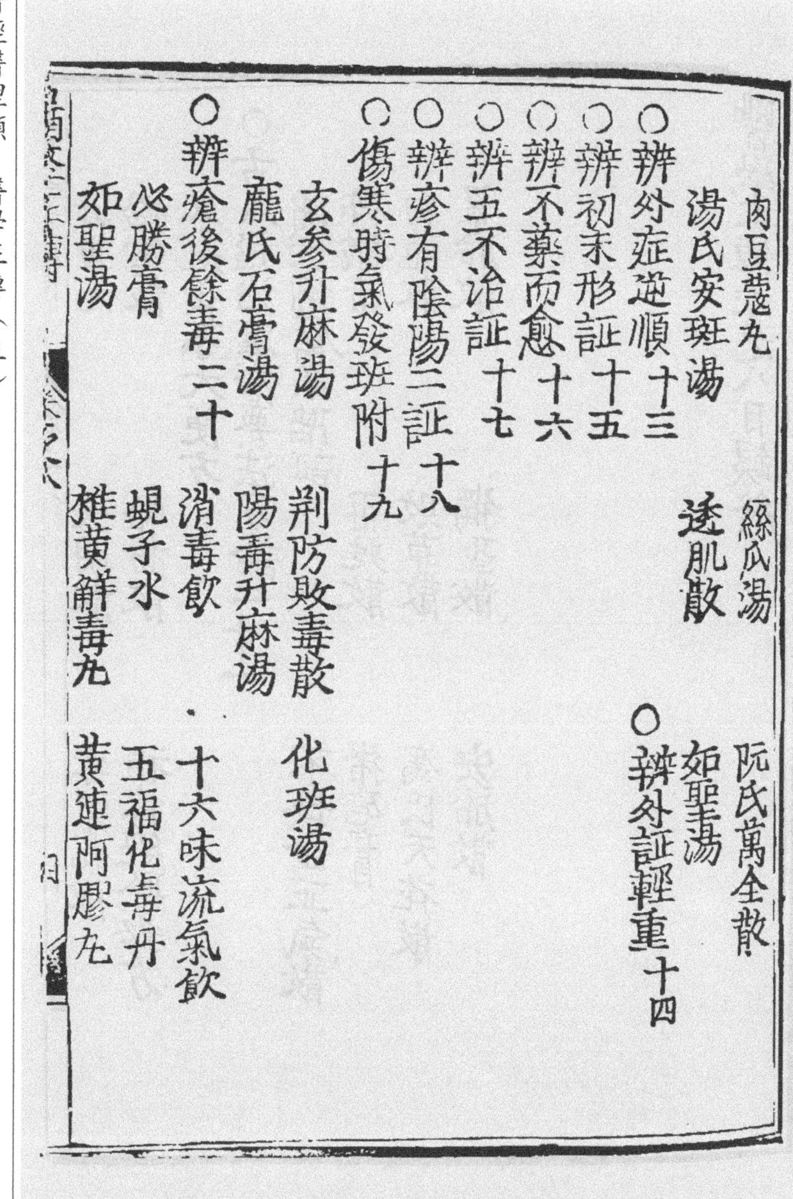

肉豆蔻丸　絲瓜湯　阮氏萬全散

湯氏安斑湯　透肌散　如聖湯

○辨外症逆順十三　○辨外證輕重十四

○辨初末形証十五

○辨不藥而愈十六

○辨五不治証十七

○辨疹有陰陽二証十八

○傷寒時氣發斑附十九

玄參升麻湯　荊防敗毒散　化斑湯

龐氏石膏湯　陽毒升麻湯

○辨瘡後餘毒二十　消毒飲　十六味流氣飲

必勝膏　蜆子水　五福化毒丹

如聖湯　椎黃解毒丸　黃連阿膠丸

醫學正傳卷之八目録終

新刊京本校正醫學正傳卷之八

花溪恒德老人虞摶天民編集

姪孫守愚惟明校正

金陵三山街書坊松亭吳江繡梓

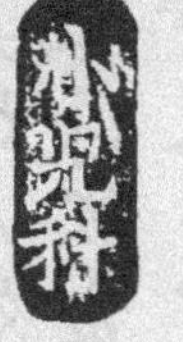

論

嘗聞小方脉科古人謂之啞科最難調治誠哉是言也蓋以嬰之流難問証難察脉形抑且臟腑脆嫩而孟浪之劑與夫峻寒峻熱之藥俱不可輕用試詳論之夫孺子之在襁褓中也內無七情六慾之交戰外無大風大寒之相侵奚其幼科之疾若是之繁且甚與抑考其証大半胎毒而少半傷食也其外感風寒之証什一而已曰變蒸曰癍疹曰斑爛曰驚悸曰風癇曰發搐曰痰壅曰赤瘤曰白禿曰解顱曰重舌木舌已上諸証豈非胎

毋不謹胎毒之所致與夫小兒之在胎也毋飢亦飢毋飽亦飽辛辣適口胎氣隨熱情慾動中胎息輒躁或多食煎煿或恣味辛酸或嗜慾無節或喜怒不常皆能令子受患其為母者胎前既不能謹節產後又不能調護是以惟務姑息不能防微杜漸或未滿百晬而遂與鹹酸之味或未滿週歲而輒與肥甘之物百病由是而生焉曰吐瀉曰黃疸曰五疳曰腹脹曰腹痛曰水腫曰瘧曰痢曰痰喘豈非吃食過傷調養失宜之所致與先正所謂古者婦人姙子寢不側坐不邊立不蹕不食邪味等語厥有旨哉其餘飲食男女養胎幼幼之法必深得造化生生不息之意故古人多壽考兒少夭折者即此之由也嘗見今有稟性温良之婦有娠不嗜慾縱口生子少病而痘疹亦稀亦可以為師法矣為兒醫者臨證之際宜察色觀容不可鹵莽如額赤知為心熱鼻紅知為脾熱左腮青知為肝有餘右腮白知為肺不足

類自知為腎虛之類更參之以虎口三關之脉其小兒之病情斯過半矣傳曰幼吾幼以及人之幼仁人之心斯言其可忽諸

又論變蒸

夫小兒之初生血氣未足陰陽未和臟腑未實骨格未全有變蒸之候每三十二日一發熱或吐或汗或呻吟不食此為長血脉全智意之常候不須治而自愈按諸家所論皆謂乃小兒長骨脉臟腑與神智也自生之日始每三十二日一變凡人有三百六十五骨除手足四十五碎骨外正有三百二十骨自生下骨而上一日十骨三十二日乃為一變骨氣始全一變生一藏或一府十變則藏府始足每變發為虛熱諸証亦有胎氣症有胎變而無發熱症者其骨節藏府由變而全胎毒亦因變而散也為兒醫者可不審乎

脉法總論

按古法曰凡小兒證候難以手太陰尺寸脉診如一歲至六歲曰嬰孩惟以男左女右手次指三關之脉以為驗病輕重死生之訣第一節名風關無脉則無病有脉則病輕第二節名氣關脉見則病重尚可以藥治而已第三節名命關脉見則病劇乃九死一生之悪候也多不可治七歲八歲曰齔九歲十歲曰髫始可以一指採掌後尺寸三部之脉而以一息七八至為無病之常脉十一歲至十四歲曰童丱而以一息五六至為常脉也數則為熱遲則為寒浮則為虚為風沉則為實為積為痛浮而數者為乳癇驚悸虚而軟者為慢驚瘈瘲緊而實者為風癇牢而華者為便秘沉而弦者為食積為腹痛緊而弦者為氣急為風寒洪數者為熱伏結為傷食軟細者為虫痛若氣促脉伏散亂無倫次者死在須臾而不治也業幼科者其可不盡心於其乎

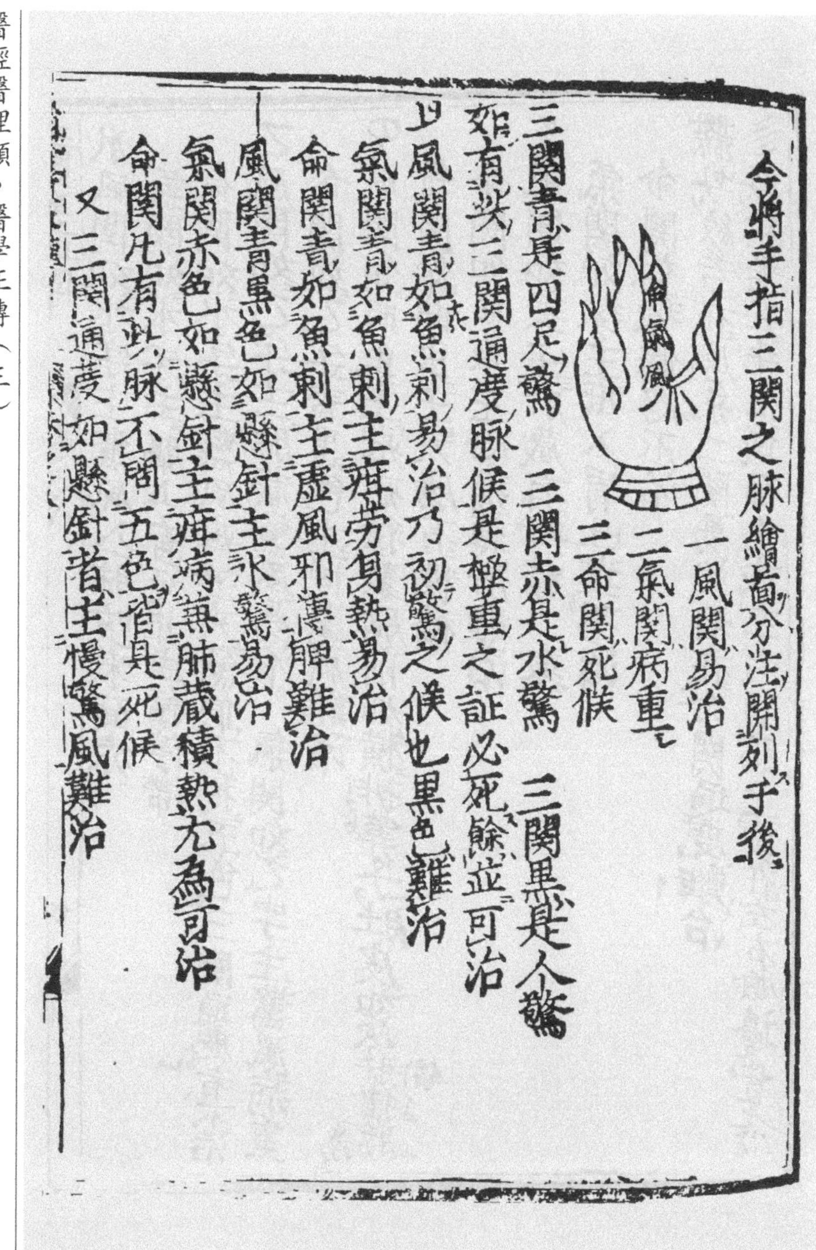

今將手指三關之脉繪首分注開列于後

一風關易治

二氣關病重

三命關死候

三關青是四足驚　三關赤是水驚　三關黑是人驚

如有此三關通度脉候是極重之証必死餘並可治

又風關青如魚刺易治乃初驚之候也黑色難治

氣關青如魚刺主疳勞身熱易治

命關青如魚刺主虛風邪傳脾難治

風關青黑色如懸針主水驚易治

氣關赤色如懸針主疳病兼肺藏積熱尤為可治

命關凡有此脉不問五色皆是死候

又三關通度如懸針者主慢驚風難治

水風關如水字主驚風入肺咳嗽面赤
氣關如水字主膈上有涎并虛積停滯
命關如水字主驚風痰涎夾驚候不拘五色三關通度者不治
乙風關如乙字主肺藏驚風易治　氣關如乙字主驚風病重
命關如乙字青黑色主慢驚風難治
風關如曲虫主疳病積聚胸前如橫排算子肚皮如吹豬脬
氣關如曲虫主大腸有穢積
命關如曲虫主心痛傳肝難治
風關如環主肝藏有疳積聚
氣關如環主疳入胃吐逆不治
命關如環候惡不治
𣞤蛈紋若在風氣二關易治若在命關通度難治
三蛈紋若在手上或面上或左右腮臉上或在左右臉邊皆凶

脈曲向裏者是氣痺

脈曲向外者是風痺

脈斜向右者是傷寒身熱不食無汗

脈斜向左者是傷風身熱不食有汗

雙鈎脈者是傷寒

三曲如長虫者是傷硬物

兩曲如鈎者是傷冷物

脈頭如環有獨脚者是傷冷

面上有紫點子必是再發之候

凡頭面上或肚腹上有大脈併青筋如紫者並是食毒物及驚積難治

脈如亂虫是常痺亦有虫痺蚘痺食積之痺皆可治

凡脈微細不足者並是風氣俱宜消痺然後取虫積肥孩兒

是良法也

△附湯氏察小兒神色總斷

○凡看小兒病寬既觀形證神色然後察脉假如肝之為病則面青心之為病則面赤脾之為病則面黃肺之為病則面白腎之為病則面黑先要分別五歲形症次看禀受盈虧胎氣虛實明其標本而治之無不效者

△面上諸候形証歌 五言

○痢疾胃頭皺驚風面頰紅渴來唇帶赤毒熱眼朦朧

又 七言

○山根若見脉橫青此病明知兩度驚赤黑困疲時吐瀉色紅啼夜不曾停

又

○青脉生於左太陽須驚一度見推詳赤是傷寒微燥熱黑青

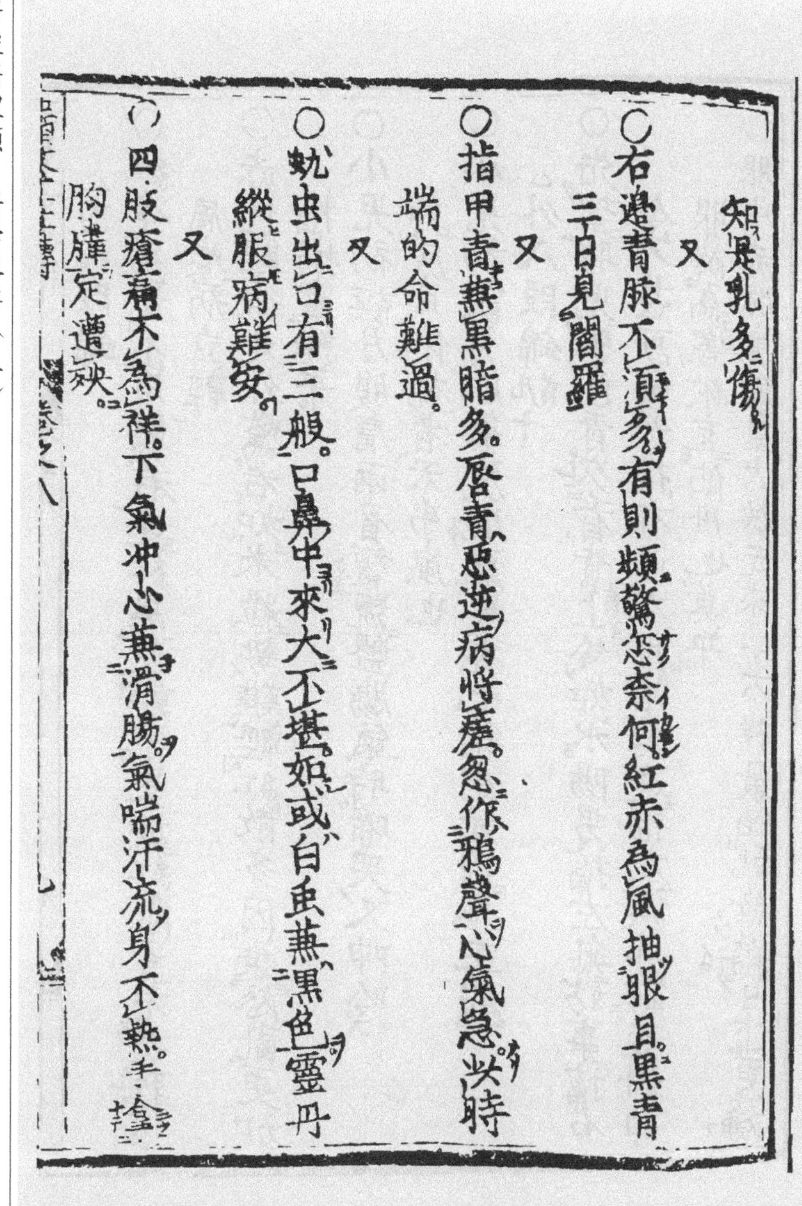

知是乳多傷

又

○右邊青脉不須多有則頻驚怎奈何紅赤為風抽眼目黑青三日見閻羅

又

○指甲青兼黑暗多唇青惡逆病將瘥忽作鴉聲心氣急此時端的命難過

又

○蚘虫出口有三般口鼻中來大不堪妬或白虫兼黑色靈丹縱服病難安

又

○四肢瘡癤不為祥下氣冲心兼滑腸氣喘汗流身不熱手捦胸膛定遭殃

△內八段錦

○紅淨為安不用驚若逢紅黑便難寧更加紅亂青尤甚取
風痰病亦輕

○赤色輕微是外驚若如米粒勢難輕紅散多因兼怒亂更加
搐搦實難平。

○小兒初誕月腹痛兩眉顰蹙盤腸氣時啼哭又呻吟
如及自仰視者天吊風也

○小兒初誕月肌躰瘦尩羸髮禿毛稀少。元因鬼王胎。

△外八段錦 首九十

○先望孩兒眼色青次看背上冷如水。陽男搐左無妨事搐右
令人甚可驚。女搐右邊尤可治若逢搐左疾非輕歪斜口
眼終為害縱有仙丹也莫平

○眼中赤脉實難量大數元來一不祥最怕亂紋鈎日上更嫌

赤脉貫瞳光

○顖門腫起定爲風　此候應知最是凶　忽陷成坑如盞足　未過七日命須終

○鼻門黑燥渴難禁　面黑唇青命莫存　肚大青筋俱惡候　更嫌腹有直消紋

○忽見眉間紫帶青　看來立便見風生　青紅碎雜風將起　必見瘈瘲膈氣形

○亂紋交錯紫嫌青　急急求醫免命傾　盛紫再加身躰熱　須知藏府惡風生

○紫少紅多六畜驚　紫紅相等即疳成　紫點有形如米粒　傷寒夾食証堪評

○紫散風傳脾藏間　紫青口渴是風癇　紫隱深沉難治療　風痰祛散命須還

○黒輕可治死還生紅赤傷寒痰積停赤青脾受風邪証青黒
脾風作慢驚。

○紅赤連兮赤黄輕必然難毋不相應兩手忽然無脉見定知
衝悪犯神靈

急慢驚風

論

内經曰諸風掉眩皆屬肝木夫小兒八歲已前曰純陽蓋其真水未旺心火已炎故肺金受制而無以平木故肝木常有餘而脾土常不足也為父母者而有失於保養其或衣服寒燠不調以致外邪侵襲或飲食之飢飽失節以致中氣損傷是致急慢驚風之候作矣夫惟急驚屬肝木風邪有餘之証治宜清凉苦寒瀉氣之藥慢驚屬脾土中氣不足之候治宜中和甘温補中之劑若夫急驚之候因聞不常之聲或遇驢馬禽獸之嘶以致

面青口噤或聲嘶而厥發過則容色如故良久復作其身熱面赤引飲口鼻中氣熱大小便黃赤色惺惺不睡蓋熱甚則生痰痰盛則生風偶因驚而發耳宜用錢氏利驚丸瀉青丸抱龍丸宣風散五福化毒丹等藥慢驚之證多因飲食不節損傷脾胃以致吐瀉日久中氣大虛而致發搐發則無休止時其身冷面黃不渴口鼻中氣寒大小便青白昏睡露睛目上視手足瘈瘲筋脈拘攣蓋脾虛則生風風盛則筋急俗名天吊風者即此候也治宜東垣黃芪湯錢氏鉤藤丸溫白丸丹溪參朮湯送下朱砂安神丸之類錢氏謂急驚為無陰之證因心經實熱而陰不能以配陽是為陽盛陰虛之候也謂慢驚為無陽之證因脾土虛甚而陽不能以勝陰是為陰盛陽虛之候也愚按小兒急慢驚風之證其虛實寒熱如天淵之隔故急驚者十生一死慢驚者十死一生俗醫多不識此理混為一途而治誤人多矣悲夫

科者宜推幼幼及人之心為心庶免斯世無夭枉之赤子矣幸甚幸甚

脉訣 並見前總章

方法 丹溪方法凡二條

丹溪曰錢氏方乃小兒科之祖其立例極妙若能增損而用之無不驗也

又曰驚風有二慢驚屬脾虛所主多死宜温補一云當養脾用參术煎湯下安神丸○急驚屬痰熱宜凉瀉一云用養血藥作湯下降火清痰丸子抱龍丸之類世以一藥通治二証甚謬

○東垣治驚論曰外物驚宜鎮心以黃連安神丸若氣動所驚宜寒水石安神丸大忌防風丸治風辛温之藥必殺人何也辛散浮温熱者火也因驚而泄青色先鎮肝以硃砂之

類勿用寒涼之氣大禁涼驚丸風木旺必克脾胃當先實其土後瀉其木闇孝忠編集錢氏方以益黃補土誤矣其藥有丁香辛熱助火火旺土愈虛矣青橘皮瀉肺金丁香辛熱大瀉肺與大腸脾實當瀉子今脾胃虛反更瀉子而助火重虛其土殺人無疑矣其風木旺證右關脉洪大掌中熱腹皮熱豈可以助火瀉金如寒水來乘脾土其病嘔吐腹痛瀉痢青白益黃散聖藥也今立一方先瀉火補金大補其土是為神治之法

○黃芪湯　治慢驚風之神藥也

黃芪二錢　人參一錢　甘草炙五分　加白芍一錢

右細切作一服水一大碗煎至半盞去柤食遠服

上三味皆甘溫能助元氣甘能瀉火内經曰熱淫于内以甘瀉之以酸收之白芍藥酸寒寒能瀉火酸味能瀉肝而

大補肺金所補得金土之位大旺火虛風木何由而來尅土然後瀉風之邪○又曰夫益黃散理中丸養神丸之類皆治脾胃寒濕太盛神品之藥也若得脾胃中伏熱勞役不足之証及服熱藥巴豆之類致胃虛而成慢驚之証用之必傷人命（大異作夫）夫慢驚風者皆由久瀉脾胃虛而生也錢氏以羗活膏療慢驚風誤矣脾虛者由火邪乘其土位故曰從後來者爲虛邪火旺能實其木木旺故來尅土當於心經中以甘溫補土之源更於脾土中瀉火以甘寒更於脾土中補金以酸涼使脾土中金旺火衰風木自虛矣損食多進藥愈下藥是也

○益黃散治胃中風熱

黃芪二錢　陳皮去白　人參各　錢　白芍七分

生甘草　炙甘草各五　黃連少許

右爲細末分三服每服用水一盞煎至半盞食前服

○錢氏安神丸 治邪熱驚啼心疳面黃煩赤壯熱

麥門冬 去心　馬牙硝　白茯苓　乾山藥

寒水石　炙甘草 各五　硃砂 一兩　龍腦 字

右爲細末煉蜜爲丸如芡實大每服半丸砂糖水磨化下

慢驚用參朮煎濃汁化下

○錢氏白朮散 治積痛和胃生津止瀉頻瀉利將欲成慢驚風

者服之訣效

人參　白朮　木香　白茯苓 去皮

甘草 炙　藿香 各一錢　乾葛 二錢

右細切分二服每服水一盞煎至半盞溫服○丹溪加山

藥白扁豆 炒　肉荳蔻 煨　各一錢用薑一片煎○若慢驚風

作加細辛　天麻 各一錢　全蝎 三枚去毒　白附子 八分煨

同煎服不拘時候

○一方治驚風用母丁香一粒細嚼入中白少許以其母中指取血調擦牙上即甦

○急慢驚風發熱口瘡手心煩熱痰熱痰嗽痰喘並用湧法重劑用瓜蒂散輕劑用苦參赤小豆末以酸虀汁調服吐之吐後稍定更用防風通聖散為末蜜丸服之間以桑芽乾為末米飲調服以平其風氣

○又方治急慢驚風

薄荷葉　寒水石各半兩　青黛　白姜蚕

硃砂各一錢　全蝎二枚炒　猪牙皂角　槐角各半兩

右為細末灯草湯和乳汁調時時灌之

○又方治慢驚風子母俱服

人參　白术各一錢　茯苓　陳皮各五分

甘草　薄荷各二分半夏　天麻各七分

細辛　全蝎去毒炒一枚

右細切作一服加姜三片水一盞煎至七分服

○鎮驚丸　鎮驚寧神退心熱夜啼化痰止嗽

珍珠一錢　琥珀　天竺黃　雄黃各三錢

金箔十片　膽星五錢　牛黃二錢　射香五分

硃砂二錢半

右為細末麥麪糊為丸如梧桐子大每服五六丸薄荷姜蜜湯化下

○奪命丹　治急驚不省人事目定直視牙關不開唇白或黑者

南星　半夏各四錢為末以生姜汁搜和作餅子焙乾　珍珠新白者二錢

巴豆一錢去油淨　硃砂四錢　金箔　銀箔各十片

輕粉　射香各五分

右為細末麪糊丸如黍米大每一歲兒一丸灯心湯化下

○利驚丸治急驚風神効

天竺黃二錢　輕粉　青黛各一錢　黑丑頭末半兩生用

右研匀煉蜜丸如梧桐子大一歲兒一丸二歲兒二丸五歲兒三丸溫薄荷水下食後服

○瀉青丸又名瀉肝丸　治肝熱急驚搐搦等証

羌活　川大黃濕紙裹煨　川芎

梔子仁　龍膽草　當歸　防風去芦各等分

右為細末煉蜜丸如芡實大每服半丸至一丸煎淡竹葉湯同砂糖溫水化下

○抱龍丸治傷風瘟疫身熱昏睡氣麤風熱痰實壅嗽又治驚風潮搐及蠱毒中暑沐浴後並可服壯實小兒宜時與服之則免痰熱驚悸之証

雄黃（水飛，二錢半）　辰砂（五錢，另研）　天竺黃（一兩）

天南星（焙為末，臘月納牛膽中，陰乾百日，取研秤四兩。如無，只將生乾者去皮臍炒熟用，然不及膽星）

射香（五錢，另研，恐太多，今用三錢半）

右為末，煮甘草膏和丸，如皂子大，溫水化下。百日兒每丸分作三服，一歲兒半丸，五歲兒二丸，童丱三五丸，室女白帶伏暑，用鹽少許細嚼一二丸，新汲水送下。臘月用雪水煮甘草和丸尤佳。一法用臘水或新水浸南星三日，逐日一換，五沸去皮取白肉切，焙炒黃色為末，每八兩用甘草二兩半，拍破用水二碗慢火煎至半碗，去粗旋旋洒入南星末，徐徐研之，令甘草水淨入餘藥。

○千金龍膽湯　治嬰兒出腹，血脉實盛，寒熱交作，四肢驚掣，併諸癇驚等證。

草龍膽　鈎鈎藤　柴胡　黃芩

桂枝　芍藥　茯神　甘草各三錢

螳螂六枚　大黄五錢

右細切用水一升煮至五合徐徐服之

○宣風散治急驚風搐搦不定

檳榔二枚　陳皮　甘草各五錢　黒丑四兩半生半炒

右為細末二三歲兒蜜湯調下半錢已上一錢食前服

○五福化毒丹治急驚風痰熱搐搦等證

桔梗微炒　玄參洗焙各　青黛　牙硝枯各二兩

人參三兩去芦　茯苓去皮五兩　甘草微炙一兩　銀箔八片為

金箔八片為衣　射香五分另研

右為細末入研藥拌匀煉蜜丸每兩分作十二丸一歲兒

每一丸分四服用薄荷水化下瘡疹餘毒上攻口齒延血

臭氣以生地黄自然汁化一丸以鷄翎刷口内

○金鉑丸治急慢驚風痰涎壅盛

半夏七个湯泡 天南星煨製 白附子泡 防風去芦各半兩

雄黃 硃砂粉各二錢 生犀末一錢爲 牛黃

龍腦 麝香各半錢 金鉑二十片

右為細末薑汁調麵打糊為丸如麻子大每服三五丸至一二十丸人參湯下慢驚去龍腦

鈎藤飲治吐利脾胃氣弱虛風慢驚

鈎鈎藤半錢 蟬蛻 防風去芦 人參

白姜蠶炒 天麻 蝎尾去毒炒各二分 甘草炙一分半

麻黃去節二分 川芎一分半

右為細切作一服水一盞煎至六分溫服量大小加減分數與之虛寒者加附子末半分

○溫白丸治小兒脾氣虛弱瀉泄瘦怯冷痺洞泄及吐瀉久病

轉成慢驚身冷瘈瘲等証

天麻半兩　白殭蚕炒　白附子生　全蝎去毒炒

天南星湯泡七次焙各二錢伍分

右為細末湯浸寒食麵為丸如菉荳大每服五七丸至二三十丸空心姜米湯下

○涼驚丸治驚瘈

草龍膽　防風去芦　青黛各三錢　鈎藤二錢

黃連錢　兩二　龍腦一錢　牛黃　射香各一字

右為細末麵糊丸如黍米大每服三五丸至一二十丸煎金銀湯送下

發搐二

男發搐目左視無聲右視有聲

○女發搐目右視無聲左視有聲　相勝故也更有所發時候

○早辰發搐，因寅卯辰時潮熱，目上視，手足動搖，口流熱涎，頸筋急，此肝木大旺，當補腎抑肝。補腎地黄丸，抑肝瀉青丸主之。

○日午發搐，因巳未時潮熱，心神驚悸，目上視，白睛赤色，牙關緊急，口流涎，手足動搖，此心火太旺也，當補肝瀉心。補肝地黄丸，瀉心導赤散、凉驚丸主之。

○日晚發搐，因申酉時潮熱，搐而喘，目微斜視，睡則露睛，手足冷，大便下薄淡黄水，此是肺病，當補脾而抑心肝。補脾益黄散，抑心導赤散，抑肝瀉青丸主之。

○夜間發搐，因亥子丑時潮熱不甚，搐而臥不穩，身體温，無壯熱，目睛緊斜視，喉中有痰，大便銀褐色，乳食不消，多睡不醒，當補脾抑心。補脾益黄散，抑心導赤散、凉驚丸主之。

○傷風發搐，口中氣出熱，呵欠煩悶，手足動搖，當發散大青膏

嬰孩之小兒稟賦素怯者多病矣

○傷食發搐身躰溫多睡多唾或吐不欲食而搐當先定搐搐退用白餅子後服安神丸

○百日內發搐有真假二證真者不過三二次必死假者發頻不為重真者內生驚癇假者外傷風冷蓋血氣未實不能勝邪乃發搐也要知假者口中氣出熱也治之宜發散大青膏嬰孩之及用金顱法與沐躰法

○補腎地黃丸 見痢病門 瀉青丸 見前驚風門

○導赤散治心熱

生乾地黄　木通　甘草炙各等分

右細切每服三錢水一盞入淡竹葉七片同煎至半盞食後溫服之方無甘草有黃芩

○寧驚丸方見前　益黃散方見痢病門

○大青膏　治小兒傷風吐瀉，心溫作涼作熱。

天麻　青黛各一錢　白附子一錢半　蝎尾去毒

烏蛇肉酒浸焙乾　朱砂　天竺黃　射香各一字

右為細末，生蜜和成膏，每服半皂子大，或一皂子大，月中兒粳米大，同牛黃膏溫薄荷水化一處服之，五歲已上同甘露飲服。錢本有天麻，無大青，按此蓋閻孝忠加藏方也。

○牛黃膏　治熱及傷風壯熱引飲。

蔚金一兩　蒙荳粉五兩　腦子一兩

雄黃　甘草　甜硝　寒水石生，各二錢半

右為細末和勻，蜜和成膏，薄荷水化下，半皂子大，食後服。

○甘露飲　治心胃熱，咽痛，口舌生瘡，并瘡疹已發未發，皆可服。又治熱氣上攻，牙齦腫，牙齒動搖，含嗽并服。方見瘡疹門

○白餅子又名玉餅子　治小兒腹中有癖，但飲乳，嗽而生痰。

滑石　輕粉　半夏湯泡七次　南星各一錢

巴豆（二十四粒去皮膜用水一升煮水盡爲度一作水三升）

右研勻巴豆後入衆藥以糯米飯爲丸如菉豆大捏作餅子三歲已上兒三五餅已下一二餅煎薄荷湯下臨卧服

○塗顖法

射香　蜈蚣末　牛黄末　青黛末（各一字）

蝎尾（去毒爲末）五分　薄荷葉五分

右同爲細末研勻熟棗肉劑爲膏新綿上塗勻貼顖上四方可出一指許火上炙手頻熨百日裏外兒可用此及浴法

○浴體法治肥胎併胎怯胎熱

烏蛇肉（酒浸焙末）　白礬　青黛（各二錢）　天麻二錢

蝎尾（去毒）為末　硃砂（各五分）　射香一字

右同研為細末每服用三錢水三碗帶葉桃枝一握同煎

至汁數沸温熱浴之勿浴背

癲癎三

○凡治小兒五癎皆當隨臟治之每臟各有一獸所屬如犬癎反折上竄犬叫肝也○牛癎目直視腹滿牛叫脾也○雞癎驚跳反折手縱雞叫肺也○猪癎如尸吐沫猪叫腎也○羊癎目瞪吐舌羊叫心也○伍癎重者死病後甚者亦死治法並用五色丸主之

○五色丸

硃砂另研　珍珠末各五錢　水銀二錢五分一作二兩　雄黃一兩一作三兩

黑鉛二兩同水銀熬○按用黑鉛二兩水銀當作二兩者為是無疑矣

右煉蜜丸如麻子大每服三四丸煎金銀薄荷湯下

諸疳證　四

論

內經曰數食肥令人內熱數食甘令人中滿蓋其病因肥甘所致故命名曰疳若夫襁褓中之乳子與四五歲之孩提乳哺未息胃氣未全而穀氣尚未充也父母不能調攝惟務姑息舐犢之愛遂令恣食肥甘與夫瓜果生冷及一切烹飪調和之味朝飧暮食漸成積滯膠固以致身熱體瘦面色痿黃或肚大青筋蟲痛瀉利而諸疳之證作矣錢仲陽曰小兒病疳多因大病後或吐瀉後以藥下之致脾胃虛損亡津液而成蓋此證實由愚醫之所害耳斯言也特一端耳未可悉以為然其所謂大病吐瀉豈非飲食之所致與夫仲陽為兒醫之祖豈有誤耶其所論諸疳形證治法班班可考學者不可不審如疳在肝則膜遮睛法當補肝地黃丸主之疳在心則面頰赤身體壯熱法當補心

安神丸主之。疳在脾則躰黄腹大，好食泥土，法當補脾，益黄散主之。疳在肺則氣喘，口鼻生瘡，亦當補脾，益黄散主之。此虛者補其母也。疳在腎則極瘦，身生瘡疥，法當補腎，地黄丸主之。筋疳則瀉血而瘦，當服補肝地黄丸。骨疳喜臥冷地，當服補腎地黄丸。內疳則目腫腹脹，利色無常，或沫青白，漸而瘦弱，此冷証也，宜服木香丸。外疳鼻下赤爛，自揉鼻頭，有瘡不結痂，遶目而生，當用治瘡爛蘭香散、白粉散等藥。法曰：諸疳皆依本藏而補其母，則子自安。假令日中潮熱，是心經虛熱也，肝為心之母，宜先補肝，肝實而後瀉心，心得母氣則內平而潮熱愈矣。餘皆倣此。大抵疳病當辨冷熱肥瘦，而治其初病者為肥熱疳，久病者為瘦冷疳。冷則用木香丸，熱則當用胡黄連丸，冷熱疳並宜用如聖丸之類。惟小兒之府藏柔弱，不可痛擊大下，必亡津液而成疳証。為兒醫者，常當以幼幼之心為心而善調之，毋縱巳勝

妄爲施治以絶人之嗣續者甚

脉法 並見前總章

方法

○地黄丸 補肝腎 治肝疳白膜遮睛筋疳瀉血腎疳身瘦瘡疥骨疳暮卧冷地又治胃怯不言解顱小兒年長不能行者專服神効

熟地黄 酒洗　山茱萸　乾山藥　澤瀉

牡丹皮　白茯苓 各三錢

右為細末煉蜜為丸如梧桐子大三歲以下兒三丸至五丸熱水空心化下年長者量增丸数

○安神丸 治邪熱驚啼心疳面黄頰赤壯熱 方見驚風門

○益黄散 又名補脾散 治小兒脾胃虚寒脾疳腹大好食泥土肺疳氣喘口鼻生瘡等証

陳皮一錢　青皮　訶子皮　甘草炙各五分

右作一服細切水一盞煎至六分温服（鳳綱於本方加參朮各一錢妙）

○木香丸治瘦冷疳

射香一錢別研　續隨子去油一兩　木香　青皮

肉荳蔲　檳榔各二錢　蝦蟇大壯者一箇名用雞三箇蟾酥塗燒存性（一本作…）

右為細末煉蜜丸如菉荳大毎服三五丸至一二十丸薄荷湯送下

○胡黃連丸治肥熱疳

胡黃連　宣黃連各半兩　硃砂二錢半另研

右為細末和勻填入豬膽內用淡漿煮以秋子如銚子上用線鈎之勿著底候一炊時取出研入芦薈射香各一分飯丸如麻子大毎服五七丸至一二十丸米飲下○一方去足蝦蟇半兩焙乾不必燒

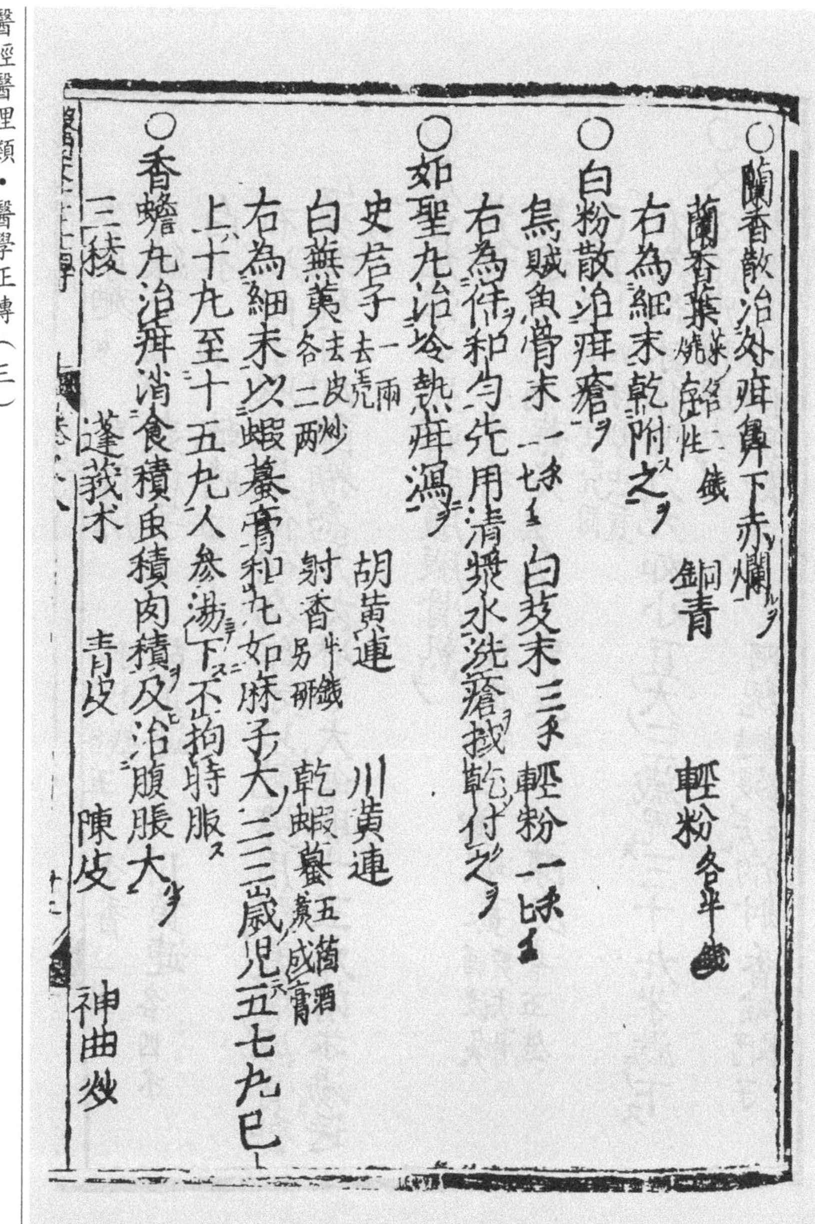

○蘭香散治疳瘡鼻下赤爛

蘭香葉燒灰二錢　銅青　輕粉各半錢

右為細末乾貼之

○白粉散治疳瘡

烏賊魚骨末一錢　白芨末三錢　輕粉一錢

右為末和勻先用清漿水洗瘡拭乾貼之

○如聖丸治冷熱疳瀉

史君子一兩去殼　胡黃連　川黃連

白蕪荑去皮炒各二兩　麝香另研半錢　乾蝦蟆五箇酒炙成膏

右為細末以蝦蟆膏和丸如麻子大二三歲兒五七丸已

上十丸至十五丸人參湯下不拘時服

○香蟾丸治疳消食積虫積肉積及治腹脹大

三稜　蓬莪朮　青皮　陳皮　神曲炒

麥糵麯炒　草龍膽　檳榔各五錢　木香二錢

川練子去核　史君子　胡黃連　川黃連各四錢

白朮一兩　乾蟾五箇

右以白朮以上藥俱研為細末，以乾蟾用醋煮爛成膏，杵藥，如乾再加醋糊為丸，如麻子大，每服十五丸，清米湯送下。

○芦薈丸　治小兒疳氣腹脹骨熱。

芦薈　木香　檳榔各二錢半　蝦蟇酒浸炙黃去骨

黃連各一兩　蕪荑去皮　青皮　陳皮各五錢

巴豆三七粒去殼，同上四味炒，去豆

右為細末，猪膽汁丸如小豆大，三歲兒三十丸，米湯下。

○又方　治疳積腹大。

胡黃連去疳積，一云去果子積　阿魏醋浸去肉積，各五分　射香當門子四粒

川黃連（炒去熱積，又去酒積）　神麯（炒去食積，各一錢）

右為細末，豬膽汁和丸，如麻子大，每服三十丸，白朮湯送下。○一方有蘆薈半錢

○又方　治小兒疳病

黃連　白朮　山查肉（各五錢）　胡黃連

芦薈（各二錢）　蕪荑（二錢五分）　神麯（二錢）

右為細末，豬膽汁為丸，如麻子大，量兒大小加減丸數與之。

○祖傳經驗秘方　檳榔丸　小兒疳病，積氣成塊，腹大有虫等證，其效如神。

檳榔（一兩）　三稜（煨去毛，切，醋炒）　蓬莪朮（醋炒，各半兩）　青皮（去穰，炒黃色）

陳皮（去白，半兩）　蕪荑（水洗淨，二錢半）　雷丸（去殼，五錢）　鶴虱（二錢，畧炒）

乾漆（五錢，炒）　木香（二錢，不見火）　良姜（二兩，陳壁土同炒）　砂仁（一錢）

麥蘖炒五錢　胡黃連三錢　甘草炙三錢　神麯五錢炒黄色

山查肉五錢

右為細末醋糊為丸如菉豆大每服三五十丸空心淡姜

湯送下

吐瀉 五

論

内經曰諸嘔吐酥暴注下迫皆屬於熱又曰濕勝則濡泄夫小兒之吐瀉皆由乳食過度傳化失常蓋食鬱則成熱熱鬱則成酸酸而成吐成瀉此必然之理也又曰食滯於胃口者為吐食滯於大小腸者為瀉有生下而遂吐不休者胞胎中穢悪流於腸胃而為吐也毋疑曰錢氏五補五瀉之法俱可選用謹遵而依法具録如左

脉法 並見前總章

方法

錢氏曰小兒初生下吐蓋拭掠兒口中穢悪不尽嚥入喉中故吐木瓜丸主之

凡生子於未發聲之先急宜取口中悪血以綿拭令淨後以黄連甘草二味等分煎汁蘸一二匙則无已上等病出痘疹亦稀少若啼声一發則嚥下矣亦當用黄連甘草汁飲一匙

不可忽也

○木瓜丸

木瓜末　木香末　射香末　膩粉即輕粉也

檳榔末各一字

右再研勻麪糊為丸如黍米大每服三二丸甘草湯送下

○初生三日內吐瀉壯熱不思乳食大便乳食不消或白色知是傷食當下之　而後和胃下用白餅子和胃用益黃散二方俱見前

初生三日已上至十日吐瀉身不熱或乍熱乍涼不思乳食大便青白色乳食不消此上實下虛也更有五臟兼見證宜詳○肺病則睡中露睛喘氣○心則驚悸飲水○脾則困倦饒睡○肝則呵欠頓悶○腎則不語畏明當先見兒兼藏補脾益黃散主之○此一證多病於夏秋也當先見兒兼藏

其義未詳，恐有脫簡，以俟知者正之。

○五月二十五日以後夏至後十日也吐瀉，身壯熱，此熱乃藏腑中十分中九分熱也。或因傷熱乳食，吐乳不消，瀉深黃色，玉露散主之。

○玉露散 一名甘露散

石膏 寒水石各半兩 生甘草二錢半

右為細末，每服一字，或半錢，溫水調下。

○六月十五日以後大暑節後吐瀉，身溫似熱，臟腑六分熱四分冷也。嘔吐，乳食不消，瀉黃白色，似渴，或食乳，或不食乳，食前少服益黃散，食後多服玉露散。

按丹溪用去桂五苓散倍白朮，加蒼朮，甚者二朮炒用，或入益元散和勻，米湯調下，甚效。

○七月七日以後立秋後七日也吐瀉，身溫涼，三分熱七分冷也。不能食乳，多

似睡悶亂哽氣長出氣睡露睛唇白多噦欲大便不渴食前多服益黃散食後少服玉露散

○八月十五日以後秋分後也吐瀉身冷無陽也不能食乳乾噦瀉青褐水當補脾益黃散主之不可下也

○吐瀉泄黃傷熱乳也吐瀉瀉青傷冷乳也皆當下白餅子主之傷熱乳者玉露散傷冷乳者益黃散溫中丸並於下後服之亦有不須下但服此藥愈者

○溫中丸

人參　甘草炙　白朮各一兩

右為細末薑汁麪糊為丸如菉豆大每服一二十丸粳米飲下

○虛弱脾胃不和不能食乳致肌肉消瘦亦有因大病後或吐瀉後脾胃尚弱不能傳化穀氣也有冷者時時下利唇口青

白有熱者身溫壯熱肌肉微黃此爲熱虛羸也冷者木香丸夏月不可服有症亦須少服之如有熱者胡黃連丸冬月不宜服有症須少服木香丸胡黃連丸二方並見前

○吐瀉調脾平胃散入熟蜜和蘇合香丸名萬安膏米飲調服

○一方治吐瀉黃疸

三稜　莪朮　青皮　陳皮

神麯炒　麥蘗麵炒　黃連　甘草炙

白朮　茯苓各等分

右爲細末溫水調服傷乳食吐瀉加山查時氣吐瀉加滑石發熱加薄荷

○夏月吐瀉用益元散極效當表而出之

△附證

愚按小方脈科惟急慢驚風與夫痘疹等症最爲酷疾以

其急凶反掌生死須臾故也次則五疳吐瀉爲症不亦不可以鬱而治也已上四症各立篇目辨論詳明外其餘一切小疾繁瑣多端一一不能詳盡故各附於吐瀉之後以備檢閱參用云爾

一腹脹　二腹痛　三夜啼　四痰熱

五解顱　六吃泥　七脫囊　八脫肛

九赤瘤　十膽汁出　十一頭瘡　十二尾骨痛

十三重舌木舌　十四鵝口口瘡　十五走馬牙疳　十六臍風撮口

十七弄舌　十八附龜胸龜背

腹脹論 論異本作條

夫腹脹由脾胃虛氣攻作也亦有實者必悶亂喘滿可下之宜用紫霜丸白餅子不喘滿者虛也不可下若誤下致脾虛氣上附肺而行肺與脾子母皆虛肺主目胞腮之類脾主四肢母氣虛甚則目胞腮腫也色黃者屬脾也治用塌氣丸漸消

之末愈漸加丸数不可以丁香木香桂皮荳蔻大温散藥治之盖脾虛氣未出腹脹而不喘者可以温散藥治便上下分消其氣則愈也若虛氣已出附肺而行則脾胃内弱每生虛氣入於四肢面目矣小児易爲虛實脾虛不受寒温服寒則生冷証服温則生熱証當識此不可也胃久虛熱多生疸病或引飲不止脾虛不能勝濕随肺之氣上行於四肢若水状濕氣浸浮於肺則大喘也此當服塌氣丸而愈

○塌氣丸治小児虛脹如腹大者加蘿蔔子名褐丸子

胡椒一兩　蝎尾半兩去毒　一方二味各四十九箇

右為細末麵糊為丸如粟米大毎服五七丸至一二十丸陳米飲下不拘時○丁方有木香一錢

○治小児腹虛脹先服塌氣丸不愈腹中有食積結糞小便黄微喘脉伏而實時欲飲水能食者可下之宜消積丸紫霜

丸盡肺初虛而後結有積所治宜先補脾而後下之後又
補脾則愈也不可補肺恐生虛氣

○一方腹脹

蘿蔔子　紫蘇梗　乾葛　陳皮各等分
甘草少許

右為切水煎服食少者加白朮

○腹痛多是飲食所傷

白朮一錢半　陳皮去白　青皮去穰各七分　山查去核
神麯炒　麥芽炒　砂仁各一錢　甘草炙五分

有寒加藿香吳茱萸　有熱加黃芩

右為細末每服一錢七分清米飲或白湯調下

○腹痛口中氣温面黄色目無精彩或白睛多及多睡畏食或
大便酸臭者當磨積宜消積丸甚者用白餅子下之後和

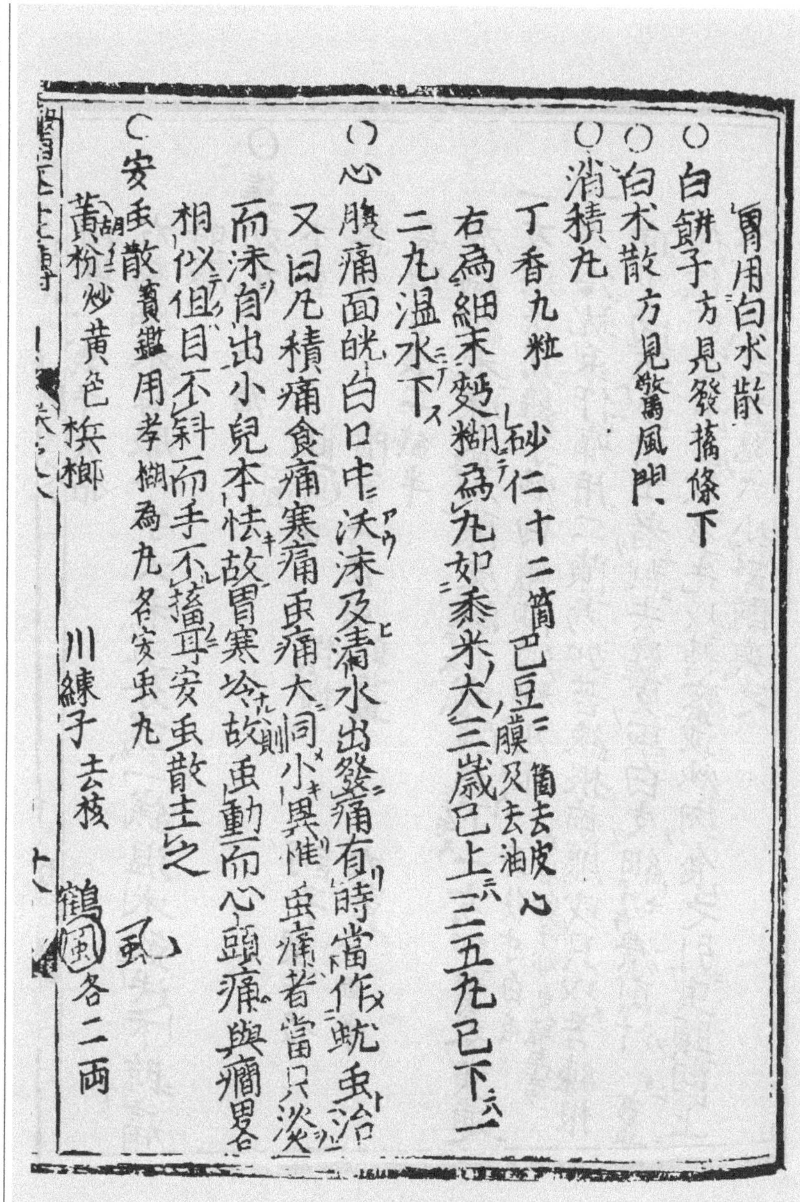

胃用白术散

○白餅子 方見發搐條下

○白术散 方見驚風門

○消積丸

丁香九粒 砂仁十二箇 巴豆二箇去皮心膜及去油

右為細末麪糊為丸如黍米大三歲已上三五丸已下一二丸溫水下

○心腹痛面皖白口中沃沫及清水出發痛有時當作蚘蟲治

又曰凡積痛食痛寒痛蟲痛大同小異惟蟲痛者當口淡而沫自出小兒本怯故胃寒冷則蟲動而心頭痛與癇略相似但目不斜而手不搐耳安蟲散主之

○安蟲散 寶鑑用苦楝為丸名安蟲丸

黃粉炒黃色 檳榔 川楝子去核 鶴虱各二両

白礬一錢半火枯

右為細末每服一字大者五分或一錢温米飲送下臨痛時服

○集効丸治蟲痛

木香　鶴虱炒　檳榔　訶子煨去核

蕪荑　附子去皮臍　乾薑　大黃一兩半

烏梅去核二錢半

右為細末煉蜜丸陳皮湯下或醋湯下一方加黃芩黃連

一方治蛔用雞子炒白蠟陳酒糊丸服一云殺寸白虫一方用雞子炒白蠟塵

一方治蚘蟲作痛用二陳湯加苦楝根煎服或只以苦楝根向東南生不出土者刮去麤皮取白皮細切濃煎汁弍盞徐徐飲之不可頓飲多先以糖蜜或炒肉食之引蟲頭向上然後服之看兒大小斟酌與之

○小兒吃粽腹痛用白酒藥加黃連末合研湯調服之即愈

○一方治小兒腹痛

甘草炙　乾姜各二錢　伏龍肝一兩　人参

茯苓　百草霜　白术各五錢

右為細末粥丸如梧桐子大每服三十五丸陳皮湯下

○小兒夜啼作心經有熱有虛治

人参　黃連炒各一錢半　甘草五分　竹葉二十片

右細切分作二貼每貼加生姜一片水煎服（一本無人参）

○錢氏曰小兒夜啼者脾臟冷而痛也當以温中之藥宜益黃散及以法燒之花火膏之類（愚按上二說不同一曰心熱一主脾寒未知孰是）

○花火膏

燈花三顆　以乳汁調抹兒口或抹母乳上令兒吮之

○治驚啼邪熱乘心也安神丸主之（方見前）

○小兒風痰壅盛用之

南星炮 五錢切 以白礬湯泡晒乾　白附子二兩

右二件共為末麪糊為丸如芡實大每服一丸姜蜜薄荷湯化下

○小兒痰熱骨蒸用

二陳湯半兩　加升麻二錢　葛根　白芍各一錢半

人參一分　五味子三十粒　右細切分三貼加姜棗水煎服

○又方治前證用

胡黃連　梹榔各一錢　陳皮　雷丸各一錢半

神麯　半夏麯　史君子　白花蔘各二錢

右為細末麪糊為丸如黍米大每服三五十丸白湯下

○小兒解顱頭縫不合也因母氣虛與熱多也錢氏曰生下而顱不合腎氣未成也雖長必少笑更有目白睛多㿠白色瘦

者多愁少喜也丹溪用四君子湯合四物湯有熱加黃連酒炒煎服更以帛緊束之以白斂末付之

○小兒吃泥胃氣熱也用軟石膏黃芩陳皮茯苓白朮煎服

○小兒腎囊陰腫大墜下而不痛也亦有囊皮脫腫者木通甘草黃連當歸黃芩煎服囊爛者以野紫蘇葉面青背紅者是為末香油調付皮脫兩丸露者外以青荷葉包之付藥後自生皮

○脫肛肛門大腸頭脫下也用陳壁土泡湯先薰後洗

○又方治前証用五倍子為細末付而頭托入之

○又方治前証用鱉頭燒存性香油調付一云以此物燒烟薰之入良久自收

○小兒赤瘤俗名赤遊風也此蓋熱毒氣客於腠理搏於血氣發於皮外赤如朱也用

生地黃　木通　荊芥一本有芍藥

若熱帶表之藥外以芒硝泡湯洗之又以芭蕉油塗之入錢

氏用白玉散付之皆效

○白玉散

白堊即白善土五錢　寒水石一兩

右為細末米醋或水調付

○小兒臍中汁出并痛用白礬火煅枯乾付或用黃柏末付之

○癩頭用通聖散酒拌除大黃另用酒炒共為末再以酒拌焙乾每服一錢水煎服外以白炭燒紅淬入水中乘熱洗之更以胡荽子伏龍肝懸龍尾黃連白礬為末油調付之

○又方治癩頭以松樹厚皮燒存性二兩黃丹水飛一兩白礬火枯黃連大黃各五錢白膠香火飛傾石上二兩輕粉四盂共為末熟香油調付

○丹溪治一小兒二歲滿頭生瘡一日瘡忽自平遂患痰喘視其為胎毒也詢其母孕時多食辛熱物遂以人參連翹黃

連甘草陳皮川芎芍藥木通浪煎入竹瀝与之數日而安

○尾骨痛屬陰虛有痰

陰虛用四物湯加炒黃柏酒知母少用桂為引或以前胡木香為引如痛不止加乳香沒藥○痰用二陳湯加知母黃柏澤瀉必用前胡木香為引蓋陰虛故痰盛也如痛不止亦加乳香沒藥○二法必先以玉燭散或通經散痰小胃丹大下後用之或神祐丸十棗湯皆可與治驚同

○小兒弄舌因脾藏有微熱令舌絡微緊時時舒舌舐之勿用冷藥及下之少與瀉黃散徐徐服之有欲飲水者非熱也脾胃中津液少也不可下之大病後弄舌者凶

○瀉黃散

藿香葉七分　梔子一錢　石膏五分　甘草七分半

防風去芦四分

有細切竹一服用家酒炒香熱以水一盞煎至半盞去粗
時時與之

○龜胸乃肺熱脹滿攻於胸膈即成龜胸又乳母多食五辛熱
物亦成此症宜瀉白散加黄芩

○瀉白散
桑白皮蜜水拌炒黄色　地骨皮一錢　甘草炙五分　加黄芩一錢
右作一服水煎

○龜背兒生下客風入脊逐於骨髓即成龜背治之以龜尿點
骨節即平○取龜尿法用蓮葉置龜於上尿自出

○重舌木舌乃小兒舌下生舌也
用三稜鍼於舌下紫脉刺之出惡血即愈

○又一方用竹瀝調蒲黄末付舌上神効

○又方治小兒木舌塞口欲滿者用紫雪二錢竹瀝半合細研

均和勻頻付口即愈

○治小兒口瘡用鹽白梅燒存性 紅棗去核燒存性 鉛丹火飛

人中白火飛 龍腦少許

右共為細末服之神效

○治小兒鵝口瘡因白屑滿舌及兩腮故名鵝口用髮纏指頭蘸井花水拭口令淨用濃煮粟米汁以綿纏筯頭拭之更以煅過黃丹摻之即愈

○又方治鵝口瘡不能食乳用地鷄擂水塗瘡即愈地鷄即鼠婦人家磚石下有之

○治小兒口瘡瀉心湯用黃連為細末蜜水調服

○治小兒口瘡用黃栢細辛各等分為細末付之

○治小兒頰上生瘡痛癢難忍用白楊木枝燒於刀上出瀝付之及治鵝口瘡神效

○治小兒走馬牙疳其效如神

白礬炒　黃丹飛　京棗連核燒

共為末付之

○又方治牙疳用白礬置於五倍子內煅過為末付之

○治小兒臍風撮口因臍斷傷風或尿在胞中遂成臍風發熱

面赤啼聲不出名曰撮口風

赤腳金頭蜈蚣一條　瞿麥五分　蝎梢四箇

殭蠶七箇

右細末鵝毛管吹些少入鼻中如噴嚏啼聲可治後用薄

荷汁調與服之

論

内經曰諸痛痒瘡瘍皆屬心火夫小兒痘疹之證最為酷疾不日之間死生反掌蓋因胎毒藏於命門遇歲火太過熱毒流行之年則痘毒因之而發作矣一發則出於心肝脾肺四藏而腎無留邪者為吉若初發便作腰痛見點則紫黑者多死蓋毒氣留於腎間而不發越故耳錢氏雖有百祥丸大下之法然活者十無一二大抵痘瘡之法多歸重於脾肺二經蓋脾主肌肉而肺主皮毛故遍身為之斑爛也其為証也宜發越不宜鬱滯宜紅活凸綻不宜紫黑陷伏瘡出之後醫者當察色詳証以辨表裏虛實用藥其吐瀉不能食為裏虛不吐瀉能食為裏實灰白色陷頂多汗為表虛紅活凸綻無汗為表實又諸痛為實諸痒為虛外快內痛為內實外虛外痛內快為內虛外實裏實而補

則結癰毒表實而復用實表之藥則潰爛不結痂也如表虛者瘡易出而難靨表實者瘡難出而易收裏實則出快而輕裏虛則發遲而重表實裏虛則陷伏倒靨裏實表虛則發慢收遲治之之法三日已前未見紅點必用升麻湯參蘇飲之類以發其表務令微汗為度若未汗如表猶未解雖略見紅點隱約於肌肉間而升散開發之劑尚未可除凡見出遲發慢者根窠不紅活者便當憂慮調攝切勿袖手待斃夫古人用藥寒熱迥別主意不同醫者再宜臆度寒暄推詳運氣而治如陳文中之木香散異功散用丁附姜桂等峻熱之藥而與內經病機不合丹溪特發攄其誤亦有用得其當者變獲捷效若劉河間張子和輩悉用芩連大黃等寒涼之劑丹溪亦曰酒炒芩連各解痘毒成法用之而獲安者亦不少也今之醫者往往不同依陳氏而行者多用熱藥宗劉張而治者多用涼劑是故不偏於熱則偏於

寒熱刻削之道也愚按內經有曰寒者熱之熱者寒之微者逆之甚者從之又曰逆者正治從者反治從少從多觀其事也陳氏用從治之法權也劉張用正治之法常也然皆不外乎參朮芪草芎歸茯苓芍藥等補氣血藥為主治焉亦當量其時令寒熱緩急施治固不可執一見也楊氏曰痘瘡發於肌肉陽明胃氣主之脾土一溫胃氣隨暢決無陷伏之患湯氏曰如庖人籠蒸之法但欲其鬆耳濬川翁呂復折衷衆說著方立論適中用藥寒熱攻補斟酌時宜未嘗執一治也學者能遵守其法而行之庶無一偏之患矣

（一）丹溪治小兒痘瘡方法凡三十二條

夫小兒痘瘡大抵與傷寒相似發熱煩燥臉赤唇紅身痛頭疼乍寒乍熱噴嚏呵欠喘嗽痰涎始發之時有因傷風傷寒而得有時氣傳染而得有因傷食發熱嘔吐而得有因跌撲驚恐畜

血而得或為目竄驚搐如風之証或口舌咽喉肚腹疼痛或煩燥狂悶昏睡或自汗或下利或發熱或不發熱証候多端卒未易辨必須以耳冷尻冷驗之蓋瘡疹屬陽腎臟無証其耳與尻俱屬於腎故腎之所部獨冷又不若視其耳後有紅脉赤縷為真如此可以稽驗矣治療之法首尾俱不可妄下但溫煖之劑兼而濟之解毒和中安表而已虛者益之實者損之寒者溫之熱者清之是為權度昔人有論云於瘡人能蒸之法但欲其鬆耳蓋毒發於表如苟妄汗則榮衛益虛重令開泄轉增瘡爛由是風邪乘間變証者多矣毒根於裏如苟妄下則內氣益虛毒不能出而返入焉由是土不勝水變黑歸腎身體振寒耳尻反熱眼合肚脹其瘡黑陷十無一生汗下二說古人深戒以此觀瘡疹証狀雖與傷寒相似而其治法實異傷寒從表入裏瘡疹從裏出表故也解肌之法葛根升麻紫蘇之類可也其或氣實

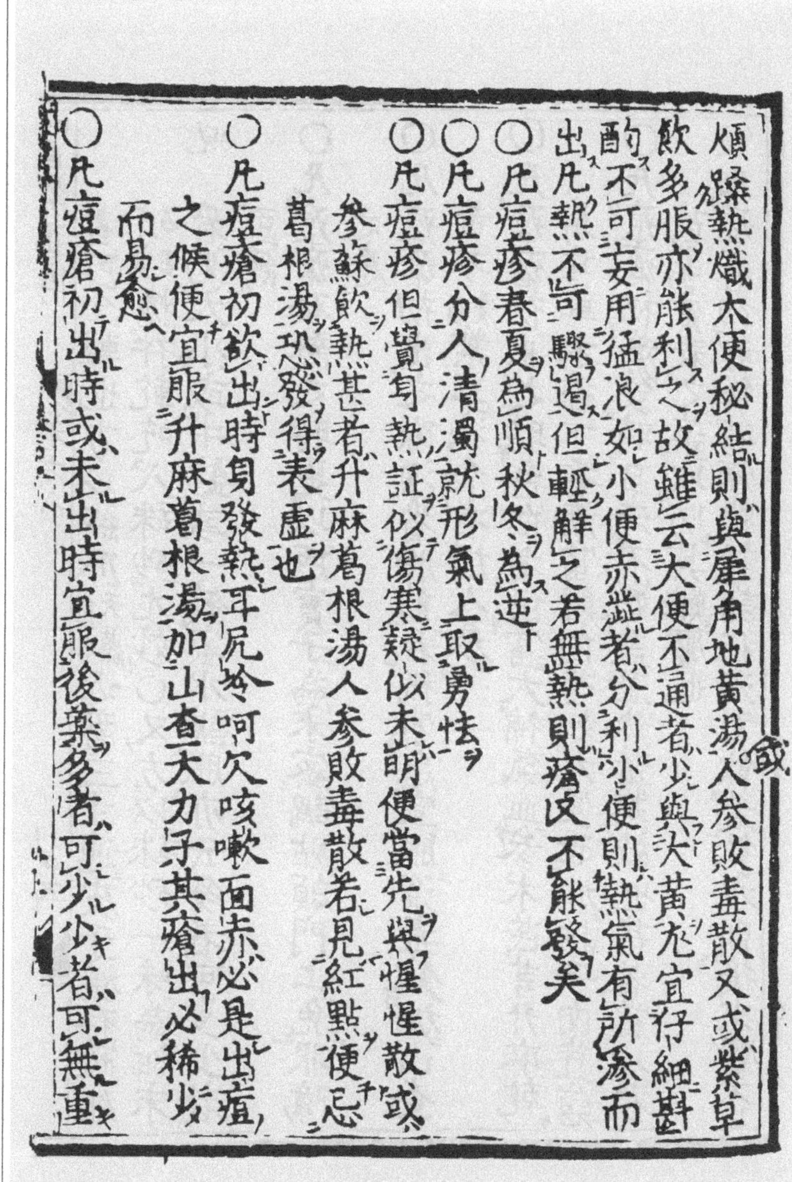

煩躁熱熾大便秘結則與犀角地黃湯人參敗毒散又或紫草飲多服亦能利之故雖云大便不通者少與大黃宜仔細斟酌不可妄用猛浪如小便赤澀者分利小便則熱氣有所滲而出凡熱不可驟遏但輕解之若無熱則瘡反不能發矣

○凡痘疹春夏為順秋冬為逆

○凡痘疹分人清濁就形氣上取勇怯

○凡痘疹但覺身熱証似傷寒疑似未明便當先與惺惺散或參蘇飲熱甚者升麻葛根湯人參敗毒散若見紅點便忌葛根湯恐發得表虛也

○凡痘瘡初欲出時身發熱耳尻冷呵欠咳嗽面赤必是出痘之候便宜服升麻葛根湯加山查大力子其瘡出必稀少而易愈

○凡痘瘡初出時或未出時宜服後藥多者可少少者可無重

者可令輕也方以絲爪（俗名天蘿）近蒂三寸連皮子燒存性細研砂糖拌乾吃硃砂尤妙○又方以硃砂一味為細末看兒大小或半錢或一錢蜜水調服亦云多者可少少者可無

呪

○凡痘瘡發熱之時更以惡實子為末蜜調貼顖門上免眼障之患

○凡痘瘡初出之際須看胸前若稠密急宜服消毒飲加山查黃芩（酒洗）紫草減食者加人參

○凡痘瘡初出之時色白者便當大補氣血參朮芪芎升麻乾葛甘草木香丁香酒當歸白芍如大便泄加訶子肉豆蔻

○凡痘瘡初起發時自汗不妨盖濕熱薰蒸故也甚者當以參芪等實表之藥以防其難靨也

○凡痘瘡初起發時煩躁譫語狂渴引飲若飲水則後來靨不止

痧急以凉藥解其標如益元散之類

○凡痘瘡已出可少與化毒湯出不快者加味四聖散紫草飲子紫草木香湯快斑湯絲瓜湯之類

○凡痘瘡出稠密甚者人參敗毒散犀角地黃湯

○凡痘瘡踈則毒少密則毒甚宜以清凉之藥解之酒炒芩連之類雖數服亦不妨庶無害眼之患

○凡痘瘡炉灰色白淨者作寒紫黑色者癢湧者煩躁者作熱看黑屬血熱凉血爲主白屬氣虛補氣爲主中黑陷而外白起得遲者則相兼而治

○凡痘瘡當分表裏虛實吐瀉少食爲裏虛不吐瀉能食爲裏實裏實而補則結癰毒陷伏倒靨灰白色者爲表虛紅活凸綻者爲表實表實而復實其表則潰爛不結痂也表虛不起發者或用燒人屎驗

○凡痘瘡須分氣虛血虛用補藥氣虛者人參白朮加解毒藥

·血虛者四物湯加解毒藥酒炒芩連各解毒蓋芩連爲瘡家之要藥加以酒炒以制其酸寒之性獨存清凉解毒之能是故痘瘡之症當用以殺其毒耳

○凡痘瘡雖分氣血虛實大抵多屬氣血不足然當於不足中以別其優劣而以補氣血藥中分輕重爲用以平爲期耳

有外邪而實者必加防風等藥

○大法活血調氣安表和中輕清消毒溫凉之劑兼而治之此平治之法也溫如黃芪當歸木香輩凉如前胡乾葛升麻輩佐之以川芎白芍枳殼桔梗羌活木通紫草之屬則可以調適矣

○黑陷二種因氣虛而毒氣不能盡出者酒炒黃芪紫草人參等藥

○凡黑陷甚者亦用燒人屎別用無病小兒糞燒存性蜜水調

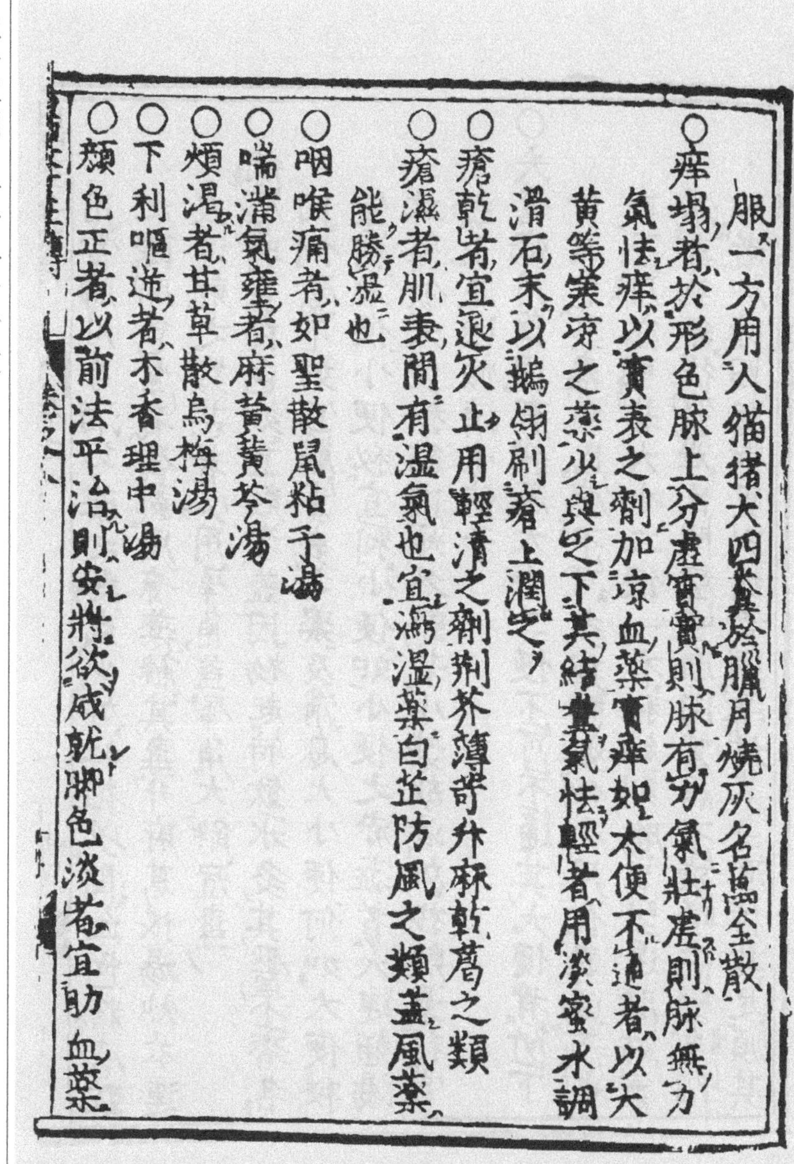

服一方用人猫猪犬四糞於臘月燒灰名萬全散

○痒塌者於形色脉上分虛實實則脉有力氣壯虛則脉無力
氣怯痒以實表之劑加涼血藥實痒如大便不通者以大
黄等藥寬之藥少與之下其結糞氣怯輕者用淡蜜水調
滑石末以鵝翎刷瘡上潤之

○瘡乾者宜退火止用輕清之劑荆芥薄荷升麻乾葛之類

○瘡濕者肌表間有濕氣也宜瀉濕藥白芷防風之類蓋風藥
能勝濕也

○咽喉痛者如聖散鼠粘子湯

○喘滿氣壅者麻黄黄芩湯

○煩渴者甘草散烏梅湯

○下利嘔逆者木香理中湯

○顏色正者以前法平治則安將欲成就却色淡者宜助血藥

用當歸川芎酒芍藥之類或必加紅花以潤血色將成就之際脚色紫者屬熱用涼藥解其毒升麻葛根湯炒芩連及連翹之類甚者必用犀角蓋犀角大解痘毒

○將靨時金白色如豆殼者蓋因物起時飲水多其靨不齊名曰倒靨不好宜服實表之藥及消息大小便何如太便秘宜利大便小便秘宜利小便如小便之赤澁者大連翹湯甘露飲大便秘結內煩外熱者小柴胡湯加枳殼湯最穩當或小服四順清涼飲子

○夫瘡疹用藥固有權度大小二便不可不通其大便有所下黃黑色其毒氣已盛不可多與熱劑但小用化毒湯可也或不用亦可若大小二便一有秘結則腸胃壅遏脉絡氣滯毒氣無從發泄目閉聲啞肌肉黧黑不旋踵而變矣

入者加味四聖散更以胡荽酒噀付其身厚付其足須其

床帳衣被併以厚綿衣蓋之若未起獨聖散入木香煎服若其瘡已黑乃可用宣風散加青皮錢氏云黑陷青紫者百祥丸下之不黑者慎勿下余知其所下者瀉膀胱之邪也又云下後身熱氣溫欲飲水者可治水穀不消或寒戰者爲逆余知其脾強者土可以制水也百祥丸恐太峻當以宣風散代之瀉後溫脾則用人參茯苓白朮等分厚朴木香甘草各減半爲妙蓋瘡發肌肉陽明主之脾土一溫胃氣隨暢獨不可消勝已泄之腎水乎此錢氏不刊之秘典也

（一）其壞瘡者一曰內虛泄瀉二曰外傷風寒三曰變黑歸腎

（一）近時治痘瘡者悉宗陳文中木香散異功散殊不知彼立方之時必運氣在寒水司天之令及值嚴冬大寒爲因氣鬱遏痘瘡不得起發紅綻故用辛熱之劑發之其宜也今人

不分時令寒熱一槩施治誤人多矣或有雖値溫熱之時山野農家貧賤之人其或偶中一二不可以爲常法也

○愚按陳氏木香散異功散二方乃素問從治之法又謂之熱因熱用者也蓋痘瘡熱毒拂鬱于內而不得起發故用丁附木香桂心荳蔻等辛散刼鬱之劑一二服刼而開之使鬱之鬱于內者盡因藥氣而發越乎外故痘子陥伏灰白色者皆翕然紅潤凸綻而內無遺邪矣切勿過劑如一二服後刼不起者亦不可多與多則反助其毒轉增黑爛咽閉聲沉而死近世儒醫惡引內經病機諸痛痒瘡瘍皆屬心火之語以正陳氏之失然知常而不知權之論也故使後學狐疑不決當用而不敢用是以袖手待斃哀哉

○痘瘡初發時五臟形証一

面及腮頰赤噴嚏屬肺呵欠頓悶屬肝時發驚悸屬心

○痘瘡五藏形色二

肝藏發水疱色微青，以液爲淡，故疱色如水，其形小

肺藏發膿疱色多白，以涕爲稠，故膿稠濁如涕，其形大

脾藏發疹脾爲裹血，其色如淺黃，或如䴭麩，其形小如斑

䴭下本作糠

心藏發斑其色主血，故純赤，其形小次於水疱

腎藏居下，獨不受穢毒，故無候，但耳尻冷。耳者瘡黑陷，耳及尻反熱者爲逆。

○斑痘所發之源三

夫嬰兒之胚胚腫也，必資胎養以長其形焉。緣姙母失節慎，縱欲恣食，感其穢毒之氣，藏於之藏府，迨自孩提遠至童丱，直寒暄不常之候，瘡疹由是而發，因其所受淺深而爲稀稠焉。其原實係於心。一二云相火之氣所爲，故入於肺則成膿胞，俗名豌荳，亦名痲荳，以相火乘金，故破肌也；入于肝

則成水疹俗名麩瘡入于脾則成癮疹入于心則成斑以火爲子母之分不傷皮毛彰君之德也或云瘡發撤膿於外者屬少陽三焦火也謂之斑色小紅而行于皮膚之出者屬少陰君火也謂之疹楊氏曰痘瘡發於肌肉陽明胃氣主之脾土一溫胃氣隨暢土可勝水決無陷伏之患

辨內外因　四

○凡瘡欲出而未出因發搐者是外感風寒之邪而內發心熱也宜王氏惺惺散或升麻葛根湯木香參蘇飲○凡瘡欲出未出而吐利者是中焦停寒或夾宿食也宜四君子湯加砂仁陳皮或和中散如夾宿食者用紫霜丸

○王氏惺惺散

白术炒　桔梗去芦　細辛　人參

茯苓　甘草　括蔞根各三分

右細切作二服入薄荷葉三片水一盞煎七分時時與之

○升麻葛根湯

葛根　升麻　芍藥　甘草炙各等

右細切作一服水一盞煎七分溫服無時

○木香參蘇飲

木香一分半　半夏四分

人參三分　蘇葉　桔梗　乾葛

前胡各四分　陳皮　茯苓各五分　枳殼炒三分半

右細切作二服加生姜三片水一盞煎七分溫服

○四君子湯

人參　白朮　茯苓各一錢　甘草五分

右細切水一盞煎六分食前溫服加縮砂陳皮名六君子湯

○和中散

厚朴薑汁炒一錢　白朮五分　乾姜炮　甘草炙各二分

右細切作一服加生姜一片水一盞煎六分温服

○紫霜丸

杏仁五十枚去皮尖 赤石脂一兩另研 巴豆三十粒去膜油 代赭石一兩煆醋淬研

右各另研為末和勻湯浸蒸餅為丸如黍米大三歲以下兒二三丸八歲以上十數丸食前米飲或乳汁送下

○辨形氣病五

如瘡已出而聲不變者形病也瘡未出而聲變者氣病也宜補肺散加生黃芪○瘡出而聲不出者形氣俱病也形病身温者宜解毒防風湯大便閉者宜當歸丸○形氣俱病小兒稟賦素弱者宜預服十奇散倍歸芪少木香煎服

○補肺散

阿膠一錢半炒成珠 牛蒡子三分炒 馬兜鈴五分 甘草二分半

杏仁三粒去皮尖 糯米一錢炒 加生黃芪五分

右為末分二一服水一小盞煎六分食後時時與之

○解毒防風湯

防風一錢去芦　地骨皮　生黄芪　芍藥

荆芥穗　鼠粘子炒各五分

右細切作一服水煎或為細末溫水調服亦可

○當歸九

當歸半兩　黄連一錢半炒　大黄二錢半　甘草一兩炙

右先以當歸熬成膏以下三味研為細末以膏和為九如胡椒大三歲以下兒十九七八歲兒二十九食前清米飲下漸加至以利為度

○十奇散 又名托裏十補散即十宣散出和劑方

黄芪　人参　當歸各二錢　厚朴薑製

桔梗去芦一錢各　桂心三分　川芎　防風去芦

甘草　白芷各一錢

右為細末每服一錢或二錢溫酒調下細切水煎亦可

○辯三陰三陽經候六

太陽病寒身熱小便赤澁出不快宜荊芥甘草防風湯少陽病作寒作熱出不快宜連翹防風湯

陽明病身熱目赤大便閉實瘡遍肌肉出不快宜升麻葛根湯加紫草

太陰病自利四肢逆冷宜附子理中湯木香散

少陰病瘡黑陷口舌燥宜四物湯加紫草紅花

厥陰病舌卷卵縮時發厥逆宜異功散

三陰病法當救裏故宜以溫劑助之

○荊芥甘草防風湯

荊芥　薄荷　牛蒡子　方風

甘草炙各六分

右細切作一服水一盞煎六分溫服

○連翹防風湯

連翹　防風　瞿麥　荊芥穗

木通　車前子　當歸　柴胡

赤芍藥　白滑石　蟬蛻　黃芩

紫草茸各二分　甘草

右細切作一服水一盞煎七分隨兒大小量數輕重與之

大小便自利者不宜用

○升麻葛根湯方見前條

每服加粳米五十粒紫草五錢煎

○又一方升麻湯治斑在面

升麻一錢　犀角　射干　黃芩酒浸焙乾

人参　甘草各五分

右細切作一服水一盞煎至六分食前溫服

○理中湯

人参　甘草炙　白朮　乾姜炮各八分

右細切作一服加泡附子三分甚者五分量兒大小加減水煎食前乎熱服

○木香散

木香　大腹皮酒淨洗　人参　桂心

青皮　赤茯苓　前胡　訶子煨去核

半夏姜製　丁香　甘草各二分

右細切作一服加生姜二片棗一枚水煎量兒大小加減分數與之

○異功散

木香　當歸（酒洗去蘆）　桂心　白朮（麩炒）
陳皮　厚朴（薑製）　人參　肉果（麵裹煨）
半夏（湯泡七次）　附子（泡）　茯苓　丁香（各三分）

右細切，作一服，加生薑三片、大棗一枚，水煎服。

○辨三陽證治（凡痘疹春夏為順，當純陽之時也。古人治法與傷寒同。）七

足脛熱　兩腮紅　大便秘　小便澁
渴不止　上氣急　脉洪數　已上七證不宜服
熱藥。

瘡疹一發，有容如蚕種者，或如糠粃者，合清表，宜連翹升麻湯。或未出而先發搐，是熱外感風寒之邪，宜茶湯下解毒丸及犀角地黃湯。瘡出不快，清便自調，知其在表，當微發散，升麻葛根湯。若瘡青乾黑陷，身不大熱，大小便澁滯，是熱蓄於內，宜煎大黃湯下，宜風散。若表大熱者，不可下。

黒陷甚者，百祥丸。○若瘡已發稠密，微喘渴欲飲水，宜微下之，當歸丸及龍氏地黃膏，外以黃柏膏塗面佳。値盛夏暑熱正熾，適瘡大發，煩渴，大小便實者，宜玉露散及甘露飲子。或昏昧不知人，時作搐搦，瘡倒靨黒陷者，宜豬心龍腦膏。

○連翹升麻湯 即升麻葛根湯加連翹一分是也

○犀角地黃湯

犀角鎊　生地黃　牡丹皮　赤芍藥各等分

右細切，水煎服。

○解毒丸

寒水石研　石膏研，各一兩　青黛五錢

右以二石細研如粉，入青黛和勻，湯浸蒸餅為丸，如芡實大。每服一丸，食後新汲水化下，或細嚼，姜水下亦可。三歲

兒服半丸量歲數加減服之

○宣風散

檳榔二枚　陳皮　甘草各半兩　黑丑四兩取頭末一兩

右為末量兒大小以蜜湯調服

○百祥丸

紅牙大戟不拘多少陰乾漿水煮極軟去骨日中曝乾復納汁中煮汁盡焙乾為細末

右一味以湯浸蒸餅為丸如粟米大每服三十丸研赤芝麻湯下量兒大小加減丸數與之

○龐氏地黃膏

生地黃四兩　豆豉半升　雄黃一錢　射香五分

右以豬膏一斤和勻露一宿煎五六沸令三分去一絞去滓下雄黃射香攪勻稍稍飲之毒從皮膚中出即愈

○黃栢膏

黃栢一兩去皮酒炒 蒺藜一兩去殼 甘草四兩

右為細末，以生芝麻油調，從耳前至眼胞並厚塗之，日二三次，如用早能令瘡不至面，縱有亦稀少。

○玉露散方見前吐瀉門

王海藏云：非腎熱相火盛者，不宜服此藥，利北方。

○甘露飲子

生地黃 熟地黃並用酒浸 天門冬 麥門冬

枇杷葉去毛炙 枳殼麩炒黃 黃芩 石斛去芦

山茵陳 甘草

右細切，作一服，水一盞，煎六分，食後溫服。

○猪心龍腦膏

梅花腦子一字研

右取新宰豮猪心血一箇，為丸如芡實大，每服一丸或半丸

丸童兒大小與之紫蘇湯下或井花水化下亦可

○辨三陰証治凡瘡発於秋冬為逆當先陰之時也 八

足脛冷　腹虛脹　糞青色　面㿠白

嘔乳食　目睛青　脉沉微　已上七証不宜服

寒藥

痘瘡盛出四肢逆冷或自利係在太陰脾經宜急溫之用異功散附子理中湯調中丸○痘瘡平塌灰白色不澤者是正氣不足宜十補托裏散倍黃芪加熟附子○或四肢厥逆睡作搐搦係在厥陰宜溫之異功散加防風青皮或和中散去乾葛藿香加附子肉桂心

○調中丸

白术半兩炒　人參五錢　甘草炙五錢　乾姜四錢

右為細末煉蜜為丸如菉豆大每服多不過二十丸溫水

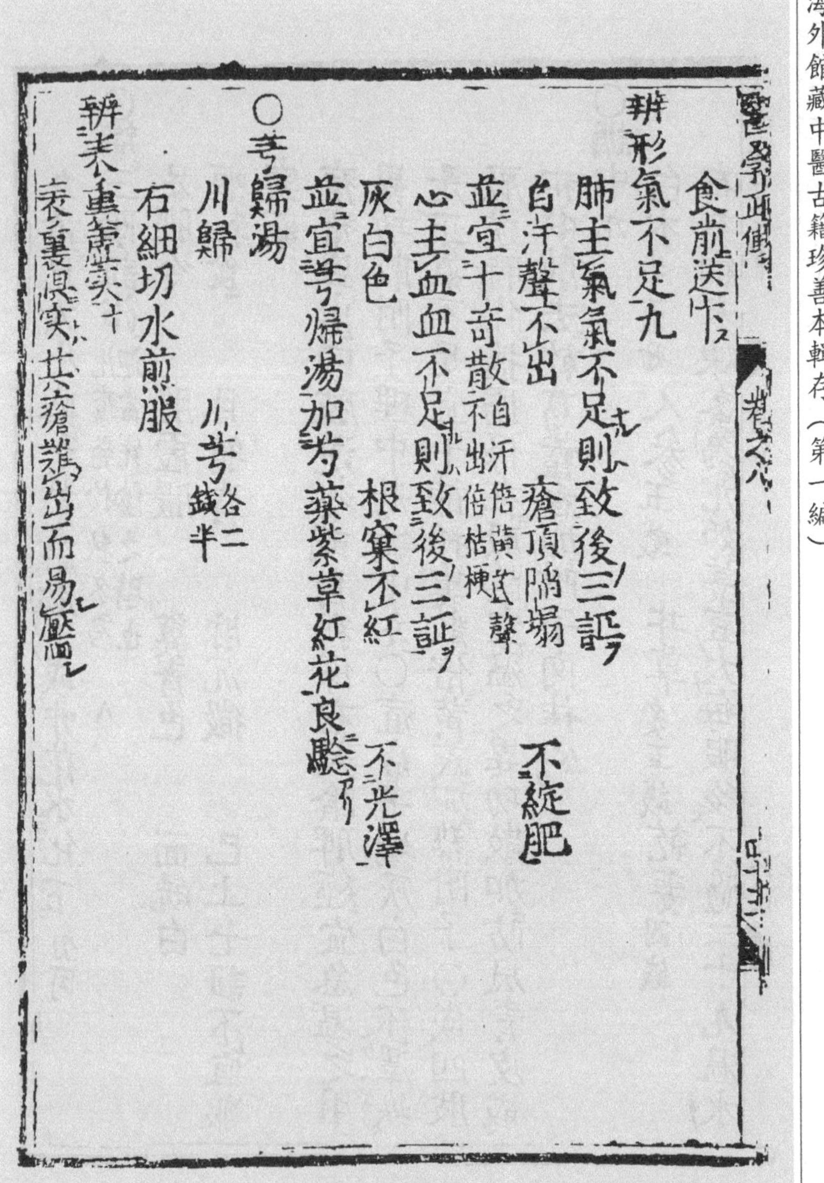

食前送下

辨形氣不足九

肺主氣氣不足則致後三證

自汗　聲不出　瘡頂陷塌　不綻肥

並宜十奇散自汗倍黄芪聲不出倍桔梗

心主血血不足則致後三證

灰白色　根窠不紅　不光澤

並宜芎歸湯加芍藥紫草紅花良驗

○芎歸湯

川歸　川芎各二錢半

右細切水煎服

辨表裏虛實十

表裏俱實其瘡難出而易靨

表裏俱虛其瘡易出而難靨

諸痛為實 內快外痛為外實內虛 內痛外快為內實外虛

諸寒為痛 凡瘡發身痛不為外寒所折則內膿厚密宜分而治之若紅黑方見為寒所折而肉体冷熱宜木香參蘇飲輕者消毒飲或葛根升麻加芍藥湯肉膿密者宜活血散併均氣散

諸痒為虛 凡血氣不足多痒此証所謂諸痒為虛也宜十補托裏散及木香散加丁香官桂育主肌肉尤宜四君子湯加芎歸木香紫草煎服或患者不能忌口因食毒物兒作痒者二物湯百花膏或四君子湯加解毒藥

○消毒飲

牛旁子三錢炒一名鼠粘子一名大力子 荊芥一錢 甘草五分生用

防風去芦五分

右細切作一服水煎加生犀角尤妙

○葛根升麻加芍藥湯 升麻葛根湯倍芍藥是也

○活血散

白芍藥

右為細末每服一錢溫水調下止痛用酒調尤驗玉海藏云四肢出不快加防風一方用赤芍藥

○勻氣散 即活人方八味順氣散加木香也

白朮　白茯苓　青皮　白芷

陳皮　烏藥　人參各半錢　甘草炙一分半

木香一分半

右細切作一服水一盞煎七分服或細末酒調亦可

○二物湯 蟬蛻去足翅二十一枚　甘草炙二兩

右為末水煎時時服之

○百花膏

石蜜无瘢 不拘多少畧用湯和時時以鵝翎刷之瘡痂亦易落

○平治諸方 以平為期

石壁胡氏曰小兒雖有非常之熱亦不可任非常之涼如熱藥太過輕則吐利腹脹重則陷伏倒靨是宜温涼適中可也仁齋楊氏曰諸熱不可驟去宜輕解之盖痘瘡無熱則不能起發史氏曰此之種豆值天時暄煖則易生

○凡值天時不正鄉隣痘瘡盛發宜服禁方不出方

三痘湯　油飲子　鳳龍膏

○凡初覺痘瘡欲發當先解利與傷寒相類疑似之間兼用解表胡氏云非微汗則表不解解表當於紅斑未見之時宜用

王氏惺惺散　錢氏惺惺散　張氏防風湯

升麻葛根湯　張氏四物解肌湯　參蘇飲

○三痘湯

赤豆　大黑豆　菉豆各一升甘草三兩

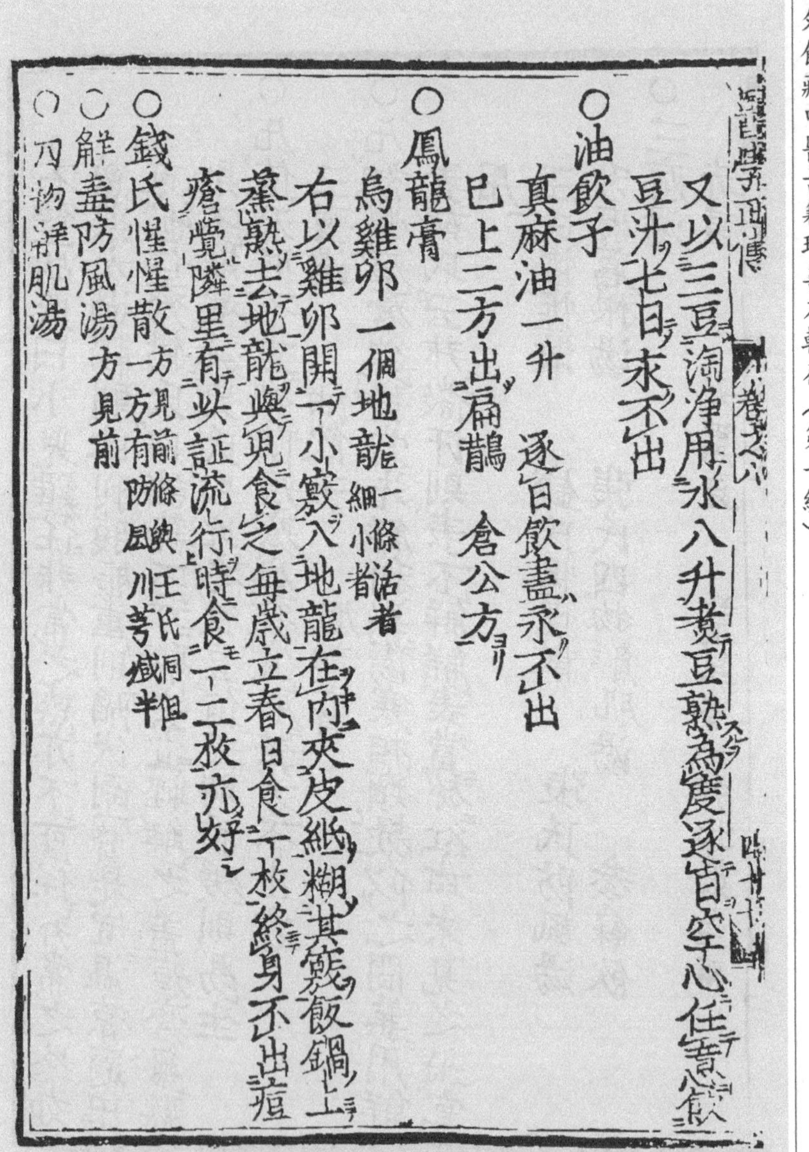

又以三豆淘淨用水八升煑豆熟為度逐旋空心任意飲豆汁七日永不出

○油飲子

真麻油一升　逐日飲盡永不出

已上二方出扁鵲　倉公方

○鳳龍膏

烏雞卵一個　地龍一條活者細小者

右以雞卵開一小竅入地龍在內夾皮紙糊其竅飯鍋上蒸熟去地龍與兒食之每歲立春日食一枚終身不出痘瘡覺隣里有此証流行時食一二枚亦好

○錢氏惺惺散方見前條與王氏同但一方有防風川芎減半

○觧毒防風湯方見前

○四物解肌湯

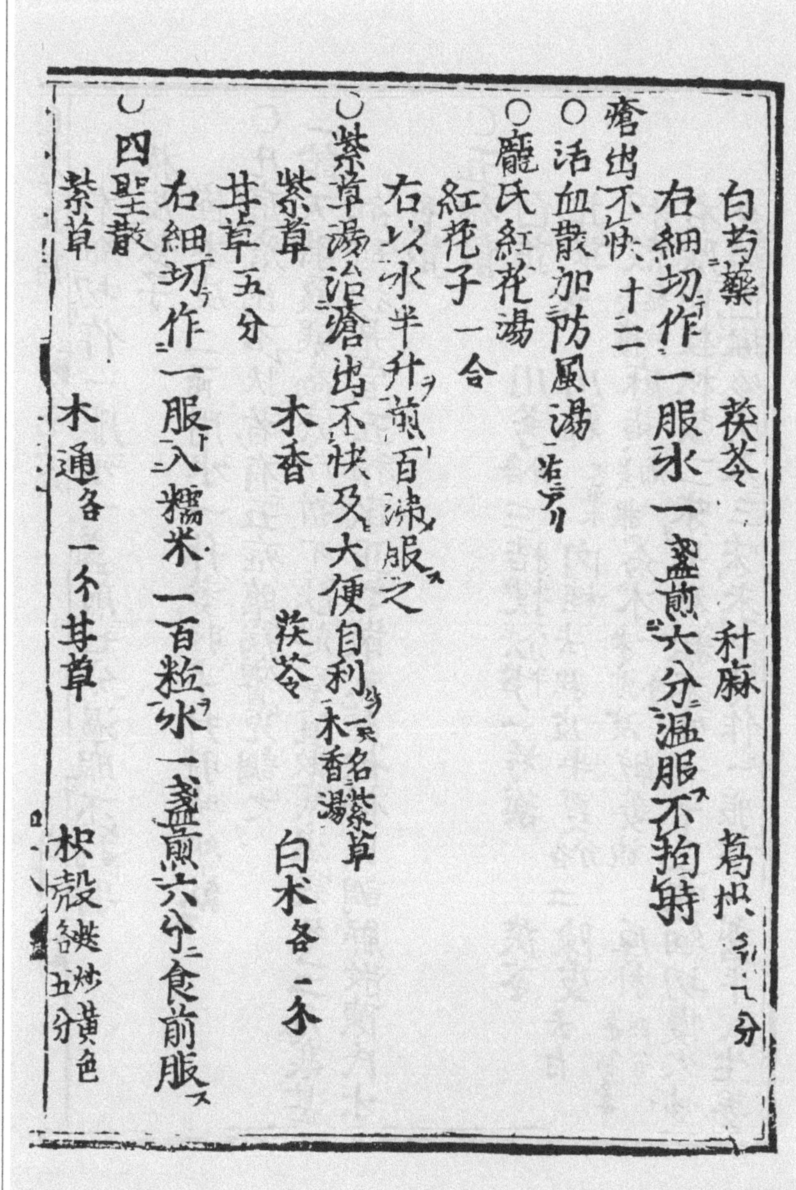

白芍藥　茯苓　升麻　葛根各七分

右細切作一服水一盞煎六分温服不拘時

瘡出不快十二

○活血散加防風湯

○龐氏紅花湯

紅花子一合

右以水半升煎百沸服之

○紫草湯治瘡出不快及大便自利一名紫草木香湯

紫草　木香　茯苓　白朮各一分

甘草五分

右細切作一服入糯米一百粒水一盞煎六分食前服

○四聖散

紫草　木通各一分　甘草　枳殼麸炒黄色五分

右細切作一服水一盞煎七分溫服不拘時

○樺皮飲子

樺木皮二兩用水一升煮取半升時時細飲之

○凡痘瘡出不快者有五症臨病審視調之

一謂天時發寒為寒所折不能起發宜散寒溫表冬三月寒甚紅斑初見宜五積散正氣散參蘇飲楊氏調解散陳氏木香散

○五積散

白芷 川芎各三分 桔梗去蘆一兩半 芍藥 茯苓

甘草炙 川歸 肉桂去粗皮 半夏各二分 陳皮去白

枳殼去穰麩炒 麻黃去根節各半 蒼朮一兩米泔浸 乾姜泡 厚朴姜制四分

右除肉桂枳殼二味另為粗末外一十三味細切慢火炒令轉色攤冷次入三味末令均作一服水一盞半入生姜

三片煎至一盞去柤稍熱服

○正氣散

甘草炙三分　陳皮　藿香去梗　白朮各五分

厚朴薑製　半夏薑製各一錢半

右細切作一服加生姜三片大棗一枚水煎服

○調解散

青皮　陳皮　枳殼麩炒　桔梗去芦炒

人參　半夏泡七次　川芎　木通

乾葛各四分甘草　紫蘇各二分

右細切作一服加生姜三片大棗一枚水煎服一方加紫草糯米

一証炎炎者隆盛煩渇昏迷瘡出不快宜辰砂五苓散煎生地黄麥門冬調服身熱甚者小柴胡加生地黄煩渇而便實

者白虎加人參湯輕者人參竹葉湯加生地黄煎服

○辰砂五苓散　五苓散加辰砂細研為末是也

○小柴胡湯○人參白虎湯○人參竹葉湯方俱見上傷寒門

証服涼藥損傷脾胃或胃虛吐利當温中益氣宜理中湯吐利甚者加附子或陳氏異功散木香荳蔲丸

○肉荳蔲丸

木香　砂仁　白龍骨　訶子肉各五錢

赤石脂　枯白礬各七錢半　肉荳蔲五錢湿麪裹煨熟

右為細末麪糊為丸如黍米大每服三十丸至五十丸煎異功散送下

○一證或成血疱一半尚是紅點此毒氣發越不透必不能食大便如常者宜半温裏半助養之劑用四聖散加減及紫草木通湯紓氏湯阮氏萬全散湯氏安斑湯

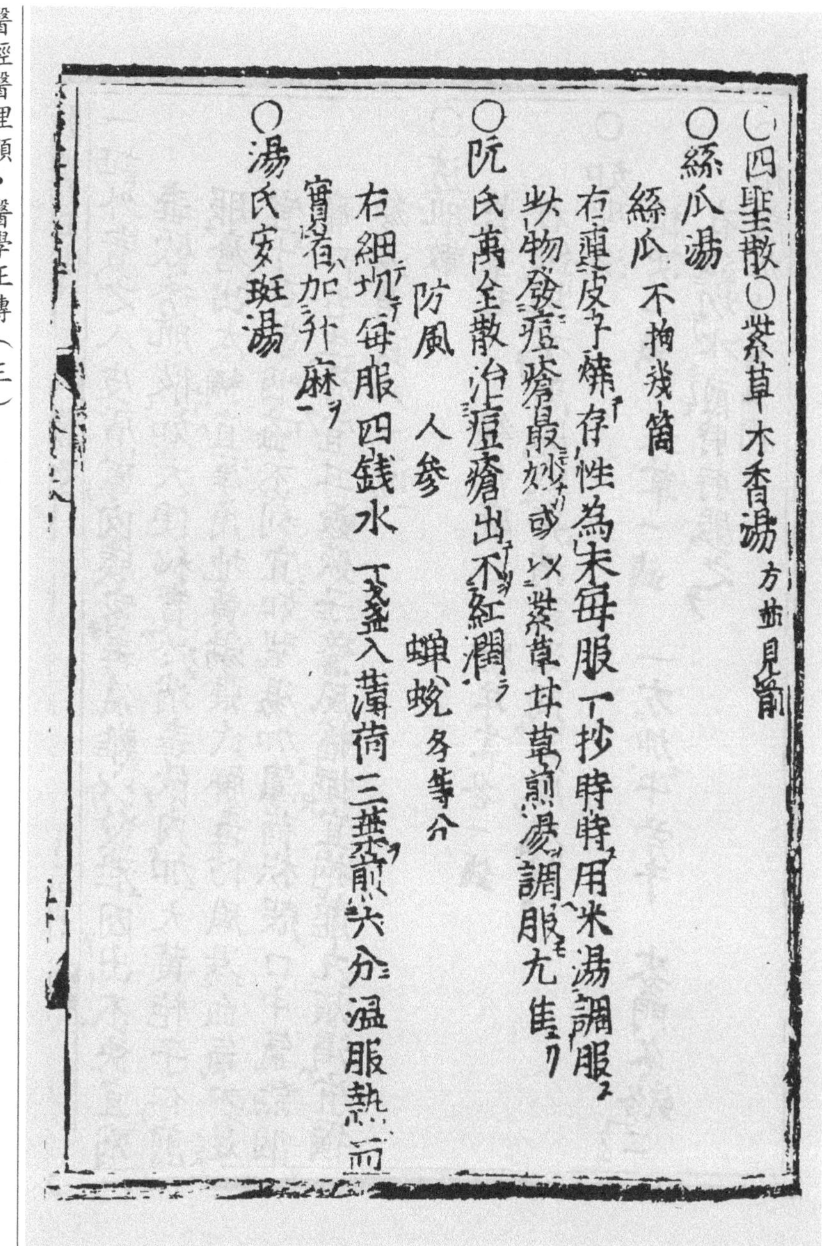

○四聖散○紫草木香湯方並見前

○絲瓜湯

絲瓜 不拘幾箇

右連皮子燒存性爲末，每服一錢，時時用米湯調服。此物發痘瘡最妙，或以紫草煎湯調服尤佳。

○阮氏萬全散 治痘瘡出不紅潤。

防風 人參 蟬蛻各等分

右細切，每服四錢，水一盞，入薄荷三葉，煎六分，温服。熱而實者，加升麻一錢。

○湯氏安斑湯

一証外實之人皮膚厚肉腠密毒氣難以發泄因出不快宜消毒飲透肌散加大便秘實於消毒飲內加大黄梔子仁煎服瘡出太稠宜犀角地黄湯張氏解毒防風湯血氣不足宜十奇散咽喉不利宜如聖湯加薄荷枳殻口中氣熱咽痛口舌生瘡宜甘露飲子驚風搐搦宜抱龍丸煩渴宜獨參湯黄芪六一湯

○透肌散

紫草茸　緑升麻　粉甘草各一錢

右細切水煎服或與消毒飲同煎服尤妙

○如聖湯

桔梗二錢　甘草一錢　一方加牛旁子　麥門冬錢二

右細切水煎時時服之

○抱龍丸見驚風門

辯外証逆順十三

身軀溫煖者順　寒凉者逆

能食大便實者順　不能食大便利者逆

辯外証輕重十四

輕者作三次出大小不一頭面稀少耳中無治根窠紅活肥滿光澤

重者一齊並出如蠶種布灰白色瀉利而渴身溫腹脹頭溫足冷

辯痘瘡初末形證十五

微者其邪在腑發為細疹狀如蚊蟲所螫點點赤色俗名麩瘡○甚者其邪在臟為痘瘡狀如豌豆根赤頭白色出膿水俗名疱瘡二三日始見微微欲出如粟如黍或如菉豆或如水珠光澤明淨者佳四日大小不等根窠紅光澤者輕如稠密陷頂併瀉者重六日七日瘡形肥紅光澤者輕如身熱氣喘口乾腹脹足指冷者重八日九日長足紅

滿瘡蠟色者輕如寒戰悶乱腹脹煩渴氣急咬牙者重之
至也十日十一日瘡當結靨痂欲落之時將愈十二十三
日當靨而不靨者為逆身稍利之以防其餘毒身不壯熱
或腹脹或瀉渴用十二味異功散救之

辨不服藥而愈十六

瘡脚稀疎　根窠紅綻　不瀉不渴
乳食不絶　四肢温和　身無大熱
已上六証並不須服藥惟宜善加調護須使房室温暖
諸穢氣悪見外人毋犯房色及往來婦人月水併腋臭者
皆不可近惟宜燒大黃蒼朮以辟悪氣切宜燒沉檀降真
乳香腦射帷帳之内宜懸胡荽或以胡荽漬酒噴床帳併
燒木香為往夫痘瘡之毒最怕穢悪之氣觸犯切不可信
僧道背經解穢况無纖毫之力而返恐被其穢悪之氣觸

犯亦不可恃其能解而不預防戒之戒之

辨五不治証十七

痒塌寒戰咬牙渴不止　瘡紫黑色喘喝不寧

灰白色陷頂腹脹　頭溫足冷悶亂飲水

氣促泄瀉渴

辨疹有陰陽二証十八

赤疹屬陽遇清涼而消　白疹屬陰遇溫煖而藏

傷寒特氣發斑附十九

溫毒發斑宜玄參升麻湯重用荊防敗毒散

胃爛斑因陽明胃實失下或下之太早所致宜化斑湯龐氏石膏湯○時氣斑宜石膏湯○陽毒斑胃實之人誤服熱劑或加以風暑宜陽毒升麻湯

○玄參升麻湯

玄參洗去芦 升麻 甘草各一錢半
○荊防敗毒散
柴胡 甘草 人參 桔梗
川芎 茯苓 枳殼 前胡
羌活 獨活 荊芥穗 防風各四分
右細切作一服水一盞煎七分溫服或加薄荷五葉
○化班湯卽白虎湯加玄參也
○龐氏石膏湯
香豉一合 葱白五錢 石膏一兩 梔子一錢
生姜五錢 大青 升麻 芒硝各一錢半
右細切作一服水升半煮取七合去粗下芒硝放溫徐徐
服之
○陽毒升麻湯

升麻　犀角鎊　射干　黄芩
人參　甘草各一錢
右細切作一服水一盞半煎至一盞食前温服

辯瘡後餘毒二十

一毒氣流於陰陽脾經則癰發四肢手腕併膝臏腫痛宜消毒飲重者十六味流氣飲加附子或酒浸大黄煎服及必勝膏蜆子水等付之

○消毒飲方見前

○十六味流氣飲

川芎　川歸　芍藥　防風
人參　木香　黄芪　桂心
桔梗　白芷　檳榔　厚朴
烏藥　甘草　紫蘇　枳殼各四分

右細切作一服水一盞煎七分服氣血虛而自利者加熟附子大便實加大黃

○必勝膏

馬齒莧杵汁　猪膏脂　石蜜

右以三味共熬為膏塗腫處

○蜆子水

蜆子不拘多少活者以水養五日旋取此水洗手面漸生肉熱痕迹

毒氣留于太陰肺經則臑內併手腕腫流為赤癰毒宜消毒飲如聖湯五福化毒丹雄黃解毒丸解之氣血虛者十補湯加桔梗枳殼犀角煎服咽喉不利或腫痛宜薄荷如聖湯

○五福化毒丹方見驚風門

每服分作十二丸一歲兒一丸分作四服用薄荷水化下

瘡餘毒上攻口齒涎血臭氣以生地黄自然汁丸一丸用鵝刷入口内

○如聖湯方見前

○雄黄解毒湯

鬱金　雄黄研飛各半　巴豆去皮膜油四十粒

右為細末醋煮麪糊為丸如菉豆大每服二三丸熱茶清下量兒大小與之

一毒氣流入大腸則便膿血或下腸垢或大便秘結宜犀角地黄湯身煩熱渴宜黄連解毒湯熱盛者小承氣湯下利者黄連解毒湯黄連阿膠丸駐車丸

○黄連阿膠丸

黄連二兩　阿膠一兩炒成珠

右以黄連茯苓同為細末水調阿膠末搜和為丸如梧桐

子大每服二十丸溫米飲送下

○駐車丸

阿膠（蛤粉炒成珠 醋煮膏）　當歸（去蘆各一十五兩）　黃連三十刄　乾姜（泡）十刄

右為末以阿膠和成餅丸如梧桐子大每服二十丸食前清米飲下日三服小兒丸如麻子大量兒大小加減

一痘瘡入眼宜決明散密蒙花散撥雲散蛤粉散

○決明散

草決明　赤芍藥　天花粉　甘草

右各等分為細末每服五分七食後茶清調下

○密蒙花散

密蒙花　青葙子　決明子　車前子

右各等分為細末用羊肝一片破而為三摻藥入肝内合均却仍舊合而為一以酒水濕紙七重包裹於煻灰中煨

熟勿令焦焙乾研末入射香少許每服二錢重食後米飲調下

○撥雲散

羌活　防風　柴胡　甘草炙各等分

右為細末每服二錢水一盞煎七分食後卧服薄荷汁茶清或菊花苗煎湯調皆可忌藏鹽鮓醬醯熱炙煿炊氣及一切發風動火之物

○蛤粉散

穀精草　海蛤粉各等分

右為細末每服二錢匕用豶豬肝二兩許以竹刀批開摻藥在內捲了外以青箬箬舊本作竹葉葉包裹麻線扎縛定用水一碗煮令熟入小口瓶內薰眼候温取食之日一服不過十服遂退

一熱毒流於三陽之經則腮項結核腫痛宜荆防敗毒散

十補湯減桂服消毒飲倍加忍冬藤煎服

荊防敗毒散

十補托裏散 即十奇散也 消毒飲 方並見前

祖傳經驗秘方凡痘後不問癰毒發於何經初起紅腫時卻用黑菉赤三豆以酸醋浸研漿時時以鵝翎刷之隨手退去其效如神

一小兒痘後二十日不大便其糞燥作痛垂死曾用大黃芒硝枳殼巴豆等藥及用蜜導法及服香油一碗許俱不通愚令一婢以真麻油含口內用小竹筒一箇納穀道中吹油入腸內須臾即通真良法也

古人拯治痘瘡要法二十一

王氏精選云痘瘡亦時氣之一端人受正傳染其餘又云痘疹有熱則易出不出遍及於肌膚 張氏渙曰痘子

氣均則出快蓋血隨氣行氣逆則血滯○王氏疹者脾所生脾虛肝旺乘之木能勝土熱動心神而生驚○錢氏曰肝風心火二藏交爭而致搐又曰痘疹未形而先搐大忌涼心蓋瘡屬心心主血心寒則血不能行痘欲出而不可得也切須慎之大抵治驚推平肝利小便均氣最妙仁齋楊氏曰大熱當利小便宜五苓散導赤散小熱當解毒宜消毒散四聖散

○陷伏倒靨黑陷

一證變壞歸腎黑陷宜錢氏百祥丸宣風散

一證外感風寒所致冬時宜五積散減麻黃加桂心紫草春時不換金正氣散加川芎白芷防風或風和所襲宜消風散加紫草兼服

一證乳食所傷內氣壅遏宜楊氏調解散或四君子湯加縮

砂木香川芎紫草大便自利宜附子理中湯

一證或因父母不謹犯房事月水及乳母腋氣穢濁諸忤所致宜阮氏辟穢丹焚而熏之仍以胡荽酒噀幃帳及懸胡荽於床帳中甚者以胡荽湯化下蘇合香丸兼塗熏亦效

聖製再甦散神效

一證毒氣入裏黑陷宜猪尾膏神驗

○不換金正氣散

厚朴薑製　藿香去梗　甘草　半夏湯泡七次去皮臍

蒼术米泔浸　陳皮各五分

右細切作二服加生姜三片棗二枚水一盞煎七分服

○辟穢丹

蒼术　北細辛　甘松　川芎

乳香另研　降眞香

右為細末烈火焚之　今世俗例以黃蔡燒烟薰之最好

○再甦散治痘瘡觸犯毒氣入內

明白礬　地龍去土炒各一兩

右為末每服五分用猪尾血一橡斗許用新汲水少許調下不拘時

○猪尾膏即前龍腦膏錢氏用小豶猪尾取血研用之

凡痘瘡膿汁不乾蓋瘡出太盛表虛難靨以致膿水粘衣著席濕爛不能轉側宜白龍散敗草散等附之

○白龍散

黃牛糞日乾火煆成灰取心中白者為末帛裹撲之

○敗草散

用蓋屋及墻背上遠年爛草洗淨焙乾為細末畱裹撲之及鋪席上佳

○馮氏天花散治痘後失音

天花粉　桔梗　白茯苓去皮　訶子肉

石菖蒲　甘草各等分

右為末用水調半匙在碗內外以小竹七莖黄荆七條縛作一束點火在碗內煎熟臥服

凡孕婦身發痘瘡宜馮氏罩胎散若胎動不安宜獨聖散安胎飲身熱甚宜木香參蘇飲或瘡稠密宜十奇散倍加芍藥當歸減桂加香附為藥如胎已五月則半夏桂心之屬俱不必禁

○罩胎散

赤茯苓　白朮　川歸　白芍

赤芍　北柴胡　乾葛　人參

桔梗　條芩　防風　陳皮

荊芥　枳殼　紫草　阿膠
糯米　白芷・甘草　川芎
縮砂　大熱加欝金各三分

右細切作一服水一盞半煎至一盞乾苧葉七箇野苧根七寸甜瓜蔕一箇用銀器煎以荷葉蓋定煎至八分去柤仍用荷葉盞覆空心溫服

○獨聖散用連殼縮砂慢火炒去殼為末每服半匙熱酒調下胎動則服服後覺胎熱則安矣

○安胎散

大腹皮酒洗極淨焙乾再用黑豆汁洗　人參　陳皮
白朮　白芍　川歸　川芎
香附米童便　砂仁　紫蘇　茯苓
甘草各五分

右細切作一服水一盞半燈草七莖糯米一撮煎七分食前溫服

滄洲翁先生跋云凡乳嬰之與童丱當處處為兩途以治之乳嬰當兼治乳母俾其氣血清和飲食有節投以調氣通榮之劑以釀其乳使兒飲之則其瘡心肥滿光澤無陷伏之憂童丱之子必當循切其脈審其表裏虛實以汗下之尚不實不虛則但保其沖和使脾氣流暢則肺金藉母之助易於灌膿速於成痂無倒靨之患或至壯盛而膚腠厚密尤須預為汗解或大便結與溏溢者尤宜下之利之庶無患也餘証則當於藥內倍其分兩百無一失學者宜致思焉

萬曆丁丑冬月金陵吳松亭繡梓

八卷終

醫學正傳後再叙

天有六氣曰陰曰陽曰風曰雨曰晦曰明淫則爲菑有寒疾熱疾末疾腹疾惑疾心疾而人之氣血流注有循有經有至有抵有會有過有行有達而又有所謂三百六十有五之絡六百四十有七之隧穴醫非淺於其學者之所能盡其秘也今天下之言醫者衆矣安得有如至靈默契陰陽之太少明決六脉二經之周流變化

者而與之論素問諸經方藥之宜攻補之功虛實之變鍼灸之法耶蓋嘗思其人不可作矣以醫名多以名醫名少也醫學正傳侍御果崖虞公叔祖恒德老人所著也觀其書可以知其人矣東崖即其書校之侍御枳田蔣公序之予喜其書而閱之以為得其人矣閱之且久以為非恒德老人所著也老人之志欲自附於名家之後故其書集諸家之成而會之一者也夫天下

之事皆可以試其能而醫則有不可以自用其明者自羲農至今不知歷幾千百代及幾人之手而其書始大行皆相祖述傳習增減異同殆未有自售其能者故曰醫不三世不服其藥是書也使其盡出於恒德老人之手則發揮出於胷臆湯液特以已見予未敢以為盡然也惟其參之諸家之秘而斷之以聰明之真則所以握氣機從陰陽疏脉絡者皆有所受而立言垂後

可與諸經並傳無疑也醫學正傳予固喜其學之博而擇之精也學之博則有所據擇之精則有所見有所據則方藥必求其當有所見則攻療必速其功天下之病率不能出其範圍之內而世之習其書傳其方者未有不收十全之功矣則是書可以傳矣東崖屬予言予為之書其槩以貽于今之醫之名者

嘉靖辛卯仲春之吉莆田史梧識

右全部八卷予解集閱之除煩取要
要約為可加筆削末學之叅備也如

永祿十二己巳年閏五月十日雖知苦齋道三

醫學正傳者當門流至寶之書也予以
此一部加倭訓藁點為學徒講說畢

慶長第九季秋上浣　延壽院　玄朔

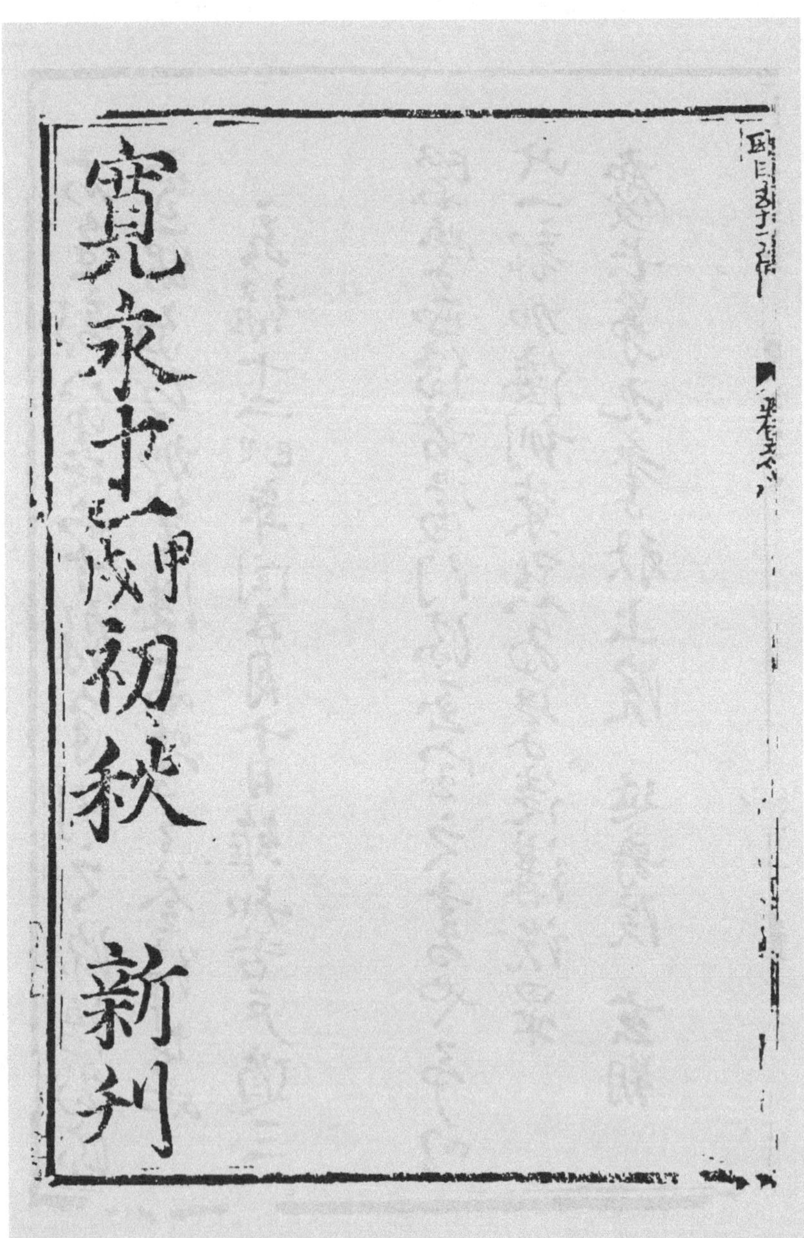

寛永十一甲戌初秋　新刊

醫經醫理類

醫典襍鈔

〔明〕李中梓等 編著

名醫類案　傷寒補亡論　傷寒括要

醫典襍鈔

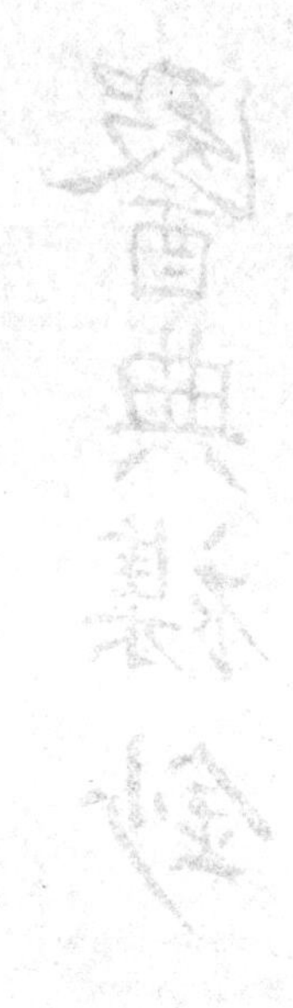

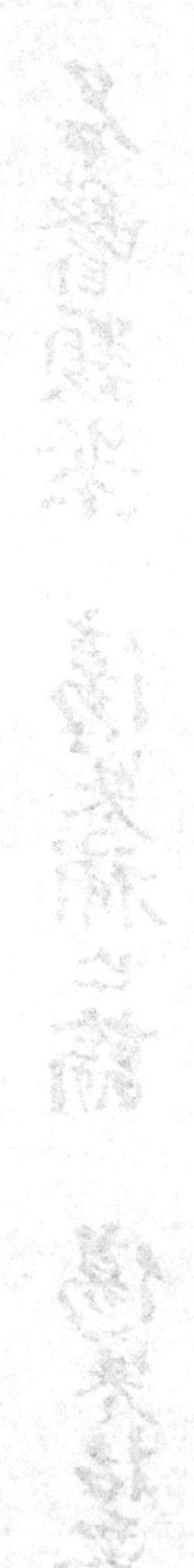

名醫類案

橘皮湯　　二賢散

豐城尹莫强中，凡食已輒胸滿不下，多方治之不效。偶家人輩合橘紅湯，取嘗之，似有味，因連日飲之。一日坐廳事，方操筆，覺胸中有物墜下，大驚目瞪，汗如雨，急扶歸，須臾腹疼，下數塊如鐵彈子，不可聞，自此胸次廓然，蓋脾之冷積也。其方橘皮去穰取紅一斤，甘草、鹽各四兩，水五碗，慢火煮乾，焙擣爲末，點服。夫莫病經年，藥餌多矣，不知功乃在一橘皮。世之所忽，豈可不察哉。又古方以橘皮四兩

水五碗慢火煮乾焙搗爲末點服名曰二賢散以治痰特驗泊宅編

甘麥大棗

一婦無故悲泣不止或謂之有祟祈禳請禱備至不應金匱有一症云婦人藏燥喜悲哀傷欲哭象如神靈所作數欠伸宜甘麥大棗湯主之其方甘草三兩小麥一升大棗十枚水六升煮取三升分溫三服亦補脾氣十四貼而愈

悲屬肺經云在藏爲肺在志爲悲又云精氣并于肺則悲是也此方補脾益虚則補母之義也

身軀縮小

呂縉叔以制誥知潁州，忽得疾，身軀日漸縮小，臨終僅如嬰兒。古無此疾，終無人識。

人參胡桃湯　帶皮胡桃

洪輯居溧陽西寺，事觀音甚謹。幼子佛護三歲，病痰喘，醫不能治。凡五晝夜不乳食，五晝夜不乳，虛可知。症危，輯憂惶，禱於觀音。至中夜，妻夢一婦人自後門入，告曰：何不服人參胡桃湯？覺而語輯，輯灑然悟，曰：是兒必活。此蓋大士垂救爾。急取新羅人參寸許，胡桃一枚，不暇剝治，煎成湯，灌兒一蜆殼許，喘即定。

再進遂得醒、明日以湯剝去胡桃皮取淨肉、入藥與服、喘復作、乃只如昨夕法治之、信宿而瘳、此藥不載方書、蓋人參定喘、而帶皮胡桃則斂肺也、

治喘奇方

天台李翰林有莫生患喘疾、求醫李云、莫生病日久我當治之、乃取青橘皮一片展開、入江子江子即巴豆也一箇以麻線繫定、火上燒過盡、存性為末、生薑汁酒一鍾呷服之、到口便定、實神方也、

脚濕心汗

一富家子年壯病瘧、自卯足寒至酉分方熱、至寅、初

乃休一日一夜止甦一時因思必爲樓内感寒所致問云九月暴寒夜半有盜急起不著中衣當時足冷十日後瘧作蓋足陽明與衝脉合宗筋會於氣衝入房太甚則足陽明與衝脉之氣皆奪於所用其寒乘虛而入舍於二經二經過脛會足跗上於是二經之陽氣益損不能滲榮其經絡故病作卒不得休因用參朮大補附子行經加散寒以取汗數日不汗病如前因思足跗道遠藥力難及再以蒼朮川芎桃枝煎湯盛以高桶扶坐浸足至膝外治取汗食頃以前所服藥飲之汗出通身而愈法亦佳

治瘧之法

阮上舍患瘧已經三年或三日一發或五七日一發發於午後未申時（諸寒熱無期唯瘧有期）背心隱隱寒起戰慄兩膝齊冷至足一二刻寒退熱作煩渴引飲屢治或暫止或半月一月又復作右脇下一塊如杯行步稍遠即覺微痛乘馬勞頓亦作痛九月初診得弦數之脉投柴胡桑白皮各五錢鱉甲醋炙二錢作一服加煨薑水煎服即止更與四君加柴胡鱉甲調理月餘間與瘧母丸不復舉矣

夫久瘧乃屬元氣虛寒蓋氣虛則寒血虛則熱

胃虛則惡寒，脾虛則發熱，陰火下流則寒熱交作，或吐涎不食，泄瀉腹痛，手足逆冷，寒戰如瘧。若誤投以清脾截瘧等耗氣血藥，多致綿延不休。若兼停食，宜用六君枳實厚朴；若食已消而不愈，用六君子湯；若內傷外感，用藿香正氣散；若內傷多而外感少，用人參養胃湯；若勞傷元氣兼外感，用補中益氣加神曲陳皮；若氣惱兼食，用六君加香附山梔；若燕酸或食後口酸，當節飲食。病作時，大熱躁渴，以薑湯乘熱飲之，此截瘧之良法也。每見發時飲啖生冷物者，病或少愈多致脾虚胃損往往不治大抵内傷飲食者必惡食外感風寒者不惡食審係勞傷元氣雖有百症但用補中益氣湯其病自愈其屬外感者主以補養佐以解散其邪自退若外邪既退即補中益氣以實其表若邪去不實其表或過發表虧損脾胃皆致綿延難治凡此不問陰陽日夜所發皆宜補中益氣湯此不截之截也夫人以脾胃爲主未有脾胃實而患瘧痢者若專主發散攻裏降火導痰是治其末而忘其本以前乃治瘧之大畧如不應當分六經表裏而

治之。

噤口痢外治

方蓋山治一小兒八歲患滯下，每夜百度，食入即吐，乃以熟麪作果，分作二片，以一片中空之，用木鼈子三箇去殼，搗如泥，加麝香三厘，填入果心，貼臍上，外以帕繫定，用熱鞋熨之，禁口痢外治神方待腹中作嚮，候中知有香氣，即思食，能進，是夜痢減大半，二三日漸愈，後以此法治噤口痢多驗。

視物倒植

呂滄洲治一人病二日，視物皆倒植，屢治不效，曰：視一物爲二視直爲曲古人嘗言之矣視物倒植誠所未喻也願聞其因彼曰某嘗大醉盡吐所飲酒熟睡達曙遂病呂切其脉左關浮促餘部皆無恙卽告之曰當傷酒大吐時上焦反覆致倒其膽府故視物皆倒植此不內外因而致內傷者也法當復吐以正其膽府遂投藜蘆瓜蒂爲粗末水煎俾平旦頓服湧之湧畢視物不倒植

視一物爲二

荀牧仲嘗謂予曰有人視一物爲兩醫者卽作肝氣有餘故見一爲兩教服補肝藥皆不驗此何疾也

子曰孫真人云目之系上屬於腦後出於腦中邪中於頭因逢身之虛其入深則隨目系入腦則轉轉則目系急急則目眩以轉邪中於睛所中者不相比則睛散睛散則歧故見兩物也令服驅風入腦藥而愈本事方

牙槽風　女膝穴

劉漢卿郎中患牙槽風久之頷穿膿血淋漓醫皆不效在維揚時有丱經歷妙於鍼術爲漢卿鍼委中傍穴梳及女膝穴爇是夕膿血即止旬日後頷骨蛻去別生新者完美如故又張師道亦患此證用此

法鍼之亦愈委中穴在腿瞅中女膝穴在足後跟攷之鍼經無此穴惜乎後人未知其神且驗也癸辛雜志

癲疾　抱膽丸

忠懿王之子有癲疾忽遇一僧投抱膽丸空心新汲井花水送下一丸令臥定使勿動覺如發來再進一丸遂愈其方水銀二錢黑鉛一錢五分先將鉛化開次下水銀炒成砂子再下硃砂細末乳香各一錢柳木槌研爲丸如雞頭子大

心漏

時康祖大夫患心漏二十年當㝉數竅血液長流醫皆莫能治或云竅多則愈損閉則慮穴他岐當存其一二猶爲上策坐此形神困瘁又積苦腰痛行則傴僂不飲酒雖雞魚蝦蛤之屬皆不入口淳熙間通判溫州郡守韓子溫見而憐之爲檢聖惠方載腰痛一門冷熱二症示之使自擇康祖曰某年老久羸安敢以爲熱始作其症治療取一方用鹿茸者服之逾旬痛減更覺氣宇和暢遂一意專服悉屏他藥泊月餘腰痛屈復伸無復呼痛心漏亦愈以告醫者皆莫能測其所以然後九年康祖自

鎮江通判滿秩造朝訪子溫則精力倍昔飲啖無所忌云漏愈之後日勝一日子溫書吏吳璐亦苦是疾照方服之浹旬而愈其方本治腰痛用鹿茸去毛酥炙微黃附子炮去皮臍皆二兩鹽花三分爲末棗肉丸三十丸空心酒下已志

吐衄外治嗅古法一鍼

俞子容治一孀寡居鬱結成疾經事不行體熱如炙忽吐血若泉涌醫用止血藥不效俞以茅草根擣汁濃磨沉香服至五錢許日以釅醋貯瓶內火上炙熱氣冲兩鼻孔焦外治法血始得降下吐血不復

作。經事乃行。吐血如泉，止而不效，他人必用血脫益氣之說，今用降而愈，亦以寡居而經不行，氣升而不降，治法甚奇。當玩體熱如炙四字。蓋吐血湧泉，當四肢冷，未有體熱如炙者。

舉卿古拜散　藏

俞子容治一婦新產後七日，爲將息失宜，腠理不密，因風寒所侵，身熱頭痛，兩眼反視，手足瘈瘲，名曰蓐風，用荊芥穗一味，新瓦上焙乾，爲細末，豆淋酒調下二錢，其疾即愈。古人珍秘此方，隱秘其名，故曰舉卿古拜散。蓋用韻之切語，舉卿爲荊，古拜爲芥。曾公談錄謂之再生丹，亦神之也。

傷寒補亡論

痓痙為別字

問曰：痓痙二字相混，以經別之何如？雍曰：素問四十五篇曰：手陽明少陽厥逆，發喉痺，嗌痛腫痓。此非是太陽之疾，而言痓，故全元起本作痙。蓋諸經有痙，獨足太陽有痓也。

問曰：巢氏分風痓、傷寒痓，何也？雍曰：靈樞云：熱病不可刺者九，二曰熱而痙者死，腰折瘈瘲噤齘也。此傷寒痓也。又曰：風痙身反折，見取足太陽及膕中及血絡出血，此風痓也。靈樞有痓二，故巢氏亦分

二痓嘗見熱病汗後發痓亦服桂枝加栝蔞湯而愈經言熱而痓者死必謂未汗而痓其熱甚有異耳

傷寒括要

几几音几

桂枝葛根湯 主太陽病項背強几几反汗出惡風

按詩豳風狼跋云赤舄几几註云几几拘貌言不敢左右顧視也借以喻項強之狀也表邪方盛不當有汗今反汗出風傷衛也故以桂枝解肌芍藥

和營大棗生薑利胃

傷寒括要　李中梓士材甫識

發狂治法　[illegible]試定[illegible]

摘陶氏七法

發狂難制，醋炭氣入鼻即定，方可察其陰陽，以脈之有力無力爲辨。

腹痛有陰有陽，將凉水半碗與病人飲之，痛减者屬熱，痛增者屬寒，更參脈來有力無力。

寒證脈伏或吐瀉脫而無脈，以姜汁好酒各半盞與病人服，脈出者生，不出者死，更覆手取之而無脈則絶矣。

鼻衂不止山梔炒黑爲末吹入鼻中外用濕紙搭於

鼻冲其血自吐

吐血不止韭汁磨墨呷之如無韭汁雞子清亦可赤

屬火黑屬水有相制之理

陰毒昏憒唇青肢冷甲黑藥不得入將葱一握束緊

切去根葉留白三寸如餅將麝半分填臍内後加

葱餅以火熨之爛即易約三餅可醒先灌姜汁後

服姜附湯未醒灸關元穴三十壯不醒者必死

服藥即吐者生姜汁半盞熱飲吐即止　大抵寒藥

熱飲熱藥冷飲中和之劑溫飲　補湯須用熟慢

火久煎利藥不嫌生猛火急煎

發狂症

發狂奔跳勢不可遏傾好醋於火盆令氣冲於病人鼻内又將姜汁噴其頭面及身上及手足即定方可察其陽狂陰躁

揭開牀帳放入爽氣隨用銅鏡按在心胸熱甚者將硝一觔研細凉水一盆青布方一尺者四五塊浸於硝水中微攪半乾搭在病人前心後心頻易冷者得睡與汗乃愈

達生編

康熙乙未亟齋居士　著

大生[illegible]

孕已知覺即宜用布一幅六七寸闊長視人肥瘦約纏兩道橫束腰間直至臨盆之時纔解去若是試疼仍不宜解此有二娠胎未長成得此則腰脊有力些須閃挫不致動胎其一常令腹中窄狹及到解開則腹中乍寬轉身容易此法吾鄉頗有知者特爲廣之有孕後睡時須要兩邊挨睡不可儘在一邊要使小兒左右便利手足慣熟則產時中道而出不難矣

易簡方論

明　程履新德基甫

等觀

醫之視病，惟當視其輕重淺深而已，不必計較其富貴貧賤也。一有計較之念，遇貴人必起敬畏之心，不得盡其詞；遇富人必起羨慕之念，勉強順其意，此中有私，術必不靈矣。大凡診視疾病，必須心境虛靈，廓然無我，物來自應，恍惚相通，虛室生白，吉祥至止。稍有沾滯，便欠圓通。吾儕其共勗諸。若貪佞之流，趨富貴而忽貧賤，計功利而分彼此，則各行其志可也，不復與言。

病病

人不幸而有病猶之乎不幸而有訟也當局者善于解紛化大事為小事小事潛然冰釋矣倘當局者迷摻必勝之辭每每小事釀成大事大事使不可解耳古云天下本無事庸人自擾之信不誣也又曰與其病後能服藥不如病前能自防凡事豫則立則又何病之有哉若能保養于平日自然獲勿藥之喜矣夫治未病者上也治已病者次也若既已病而不能治縱偏僻之情任傍人之意而不于病上加病也難矣所謂偏僻之情者五臟各有所偏七情各有所勝陽

臟者宜涼、陰臟者宜熱、耐毒者緩劑無功、不耐毒者、峻劑有害、此臟氣之偏也。動靜各有欣厭、飲食各有愛憎、性好吉者危言見非、意多憂者慰安云偽、未信者忠告難行、善疑者深言則忌、此好惡之偏也。富者多任性、而禁戒不遵、貴者多自尊、而驕恣悖理、貧者衣食不週、況乎藥餌、賤者焦勞不適、懷抱可知、此境遇之偏也。有良言甫信、謬說更新、多岐亡羊、終成畫餅、此無主之偏也。有最畏出奇、惟求穩當、車薪杯水難免敗亡、此過慎之偏也。有境緣不遇、營求未遂、深情牽掛、良藥難醫、此得失之偏也。有急性者遭遲病更醫而致雜投有性緩者遭急病濡滯而成難挽此緩急之偏也有參朮沾唇懼補心先痞塞硝黃入口畏攻神即飄揚此成心之偏也有諱疾不言有隱情難告甚而故隱病狀試醫以脉不知自古神聖未有捨望聞問而獨憑切脉者且如氣口脉盛則知傷食至于何日受傷所傷何物豈能以脉知哉此欺詐之偏也病人若不知偏僻之情而改之則安能免于病上加病耶況乎自失主持一信傍人之意則更深焉所謂傍人之意者或執有據之論而病情未必相符或興無本之言而醫理何曾夢見或操是非之柄同

我者是之，異已者非之，而眞是眞非莫辨。或執膚淺之見，頭痛者救頭，腳痛者救腳，而孰標孰本，誰知？或尊貴執言難抗，或密戚偏見難回。又若薦醫，動關生死，有意氣之私厚而薦者，有庸淺之偶效而薦者，有信其利口而薦者，有貪其酬報而薦者，甚至薰蕕不辨，妄肆品題，譽之則跖可爲舜，毁之則鳳可作鴞，使懷奇之士拂衣而去，致深危之疾坐而待亡，此僨人之意見不可不察。倘偏任之，悞事不識，病中加病，又有不可勝言者矣。明者察之，昧者迷之，苟能調理于平時，靜養于病時，居恒相與高明之醫，臨病勿信僨人之言，返觀内照，自知病因于七情，則須察其由，兩消釋之。若執偏僻之情而不解，雖日進盧扁在堂，無有裨也。外感六淫者，不知禁忌，傷寒重冒于寒，傷食重傷于食，徒恐草本無靈，朝錢暮李，服徒無益也。如此者，必病上加病矣。君子胡不自省也。

内經治則

陰陽應象論曰、陰陽者天地之道也、萬物之綱紀、變化之父母、生殺之本始、神明之府也、治病必求其本、此明天地萬物變化生殺、總不出于陰陽也、人之疾病、雖非一端、然而或屬虚、或屬實、或屬寒或屬熱、或在氣、或在血、或在臟、或在腑、皆不外于陰陽、故雖病變無窮、而陰陽爲之本、經曰、知其要者、一言而終、是也、但明虚實、便别陰陽、然疑似之間、大難剖别、如至虚有盛候、反爲含冤、大實有羸狀、慎補益疾、陰症似陽、清之者必敗陽症似陰遏之者必亡病在腑而誤攻其臟謂之引賊入門病在臟而誤攻其腑譬之隔靴搔痒洞察陰陽直窮病本庶堪司命若疑似之際混而不明攻補之間畏而不敢實實虛虛之禍尚忍言哉

謹守病機各司其屬有者求之無者求之盛者責之虛者責之必先五勝踈其血氣令其調達而致和平

此言病狀繁多各宜細察然總不外于虛實也謹守者防其變動也病而曰機者狀其所因之不齊而治之不可不圓活也屬者有五臟之異

六腑之異七情之異六氣之異貴賤之異老少之異禀質有虛實之異受病有標本之異風土有五方之異運氣有勝復之異性情有緩急之異司者各審所屬而分治之也有者求之二句言一遇病症便當審其所屬之有無也盛者責之二句是一章之大綱于各屬有無之間分别虛實而處治也必先五勝者如木欲實金當平之之類是也陳其血氣雖專以攻伐為事或補之而血氣方行或温之而血氣方和或清之而血氣方治或通之而血氣方調正須隨機應變

因時制宜，不得執一定之法，以應無窮之變也。

至真要大論曰：君一臣二，奇之制也；君二臣四，偶之制也；君二臣三，奇之制也；君二臣六，偶之制也。

君者品味少，而分兩多；臣者品味多，而分[illegible]兩少。奇制從陽，偶制從陰。

故曰：近者奇之，遠者偶之。汗者不可以偶，下者不可以奇。

病在上者為近，屬陽，故用奇方，取其輕而緩也。

病在下者為遠，屬陰，故用偶方，取其重而急也。

汗者不以偶，陰沉不能達表也；下者不以奇，陽

升不能降下也

補上治上制以緩補下治下制以急急則氣味厚緩則氣味薄適其至所此之謂也

上藥宜緩欲其曲留上部下藥宜急欲其直達下焦欲急者須氣味之厚欲緩者須氣味之薄緩急得宜厚薄合度則適其至病之所何患劑之勿靈也

病所遠而中道氣味之者食而過之無越其制度也

病之所在遠而藥則必由于胃用之無法則藥未達病所而中道先受其氣味矣當于食為度

而使遠近適宜是過之也過猶違也欲其近者
藥在食後則食載藥而留止于上欲其遠者藥
在食前則食墜藥而疾走于下服藥有疾除根
柄有升降氣味有緩急藥劑有湯丸膏散各須
合法無越其度也
是故平氣之道近而奇偶制小其服也遠而奇偶制
大其服也大則數小小則數多多則九之少則二之
近病遠病各有陰陽表裏之分故遠方近方各
有奇偶相兼之法或方奇而分兩偶或方偶而
分兩奇此奇偶互用也近而奇偶制小其服小

則數多而盡于九，蓋數多則分兩輕，性力緩，則僅及近病也。遠而奇偶，制大其服，大則數少，而止于二，蓋數少則分兩重，性力專而直達遠病也。是皆奇偶互用法之變也。

奇之不去則偶之，是謂重方；偶之不去，則反佐以取之，所謂寒熱溫凉，反從其病也。

此變通之法也。始用藥奇而病不去，變而為偶，奇偶迭用，是曰重方。重者，複也。若偶之而又不去，則當求其微甚眞假，反佐以取之。反佐者，順其性也。如以熱治寒而寒拒[illegible]，則反佐以寒而入之以寒治熱而熱格寒則反佐以熱而入之又如寒藥熱服熱藥冷服皆變通之妙用也王太僕曰熱與寒背寒與熱違微上之熱為寒所折微小之冷為熱所消大寒大熱必能與違性者爭與異氣者格是以聖人反其佐以同其氣令聲應氣求也

至真要大論曰辛甘發散為陽酸苦涌泄為陰鹹味涌泄為陰淡味滲泄為陽六者或收或散或緩或急或燥或潤或軟或堅以所利而行之調其氣使其平也

涌吐也泄泻也滲泄利小便也辛主散主潤甘主緩酸主收主急苦主燥主堅鹹主軟淡主滲泄、各因其利而行之、氣可平矣、

寒者热之、热者寒之、微者逆之、甚者從之、上義見堅者削之、客者除之、勞者温之、結者散之、留者攻之、燥者濡之、急者緩之、散者收之、損者益之、逸者行之、驚者平之、上之下之、摩之浴之、薄之刼之、開之發之、適事爲故

温之甘温能除大熱也逸即安逸也飢飽勞逸皆能成病過于逸則氣脉凝滯故須行之、上者

吐也摩者按摩也薄者即薄兵城下之義適事為故猶云中病為度適可而止毋太過以傷正毋不及以留邪也

逆者正治從者反治從少從多觀其事也

從少謂一從而二逆從多謂二從而一逆也事即病也觀其病之輕重而為之多少也

熱因寒用寒因熱用塞因塞用通因通用必伏其所主而先其所因其始則同其終則異可使破積可使潰堅可使氣和可使必已

寒病宜熱然寒甚者格熱須熱藥冷服此熱因

寒用也熱病宜寒然熱甚者格寒須寒藥熱服此寒因熱用也塞因塞用者如下氣虛乏中焦氣壅、欲散滿則更虛其下、欲補下則滿甚于中、治不知本而先攻其滿藥入或減藥過依然氣必更虛病必轉甚、不知少服則壅滯、多服則宜通峻、補其下則下自實、中滿自除矣通因通用者或挾熱而利、或凝寒而泄、寒者以熱下之熱者以寒下之伏其所主利病之本也先其所因者求病之由也其始則同言正治也其終則異言反治也明于反治何病不愈

諸寒之而熱者取之陰熱之而寒者取之陽所謂求其屬也

用寒藥治熱病而熱反增非火有餘乃陰不足也陰不足則火亢故當取之陰但補陰則陽自退耳用熱藥治寒病而寒反增非寒有餘乃陽不足也陽不足則陰寒故當取之陽但補水中之火則寒自消耳求其屬者求于本也一水一火皆于腎中求之故王太僕曰益火之源以消陰翳壯水之主以制陽光六味八味二丸是也

夫五味入胃各歸所喜攻酸先入肝苦先入心甘先

入脾，辛先入肺，鹹先入腎，久而增氣，物化之常也，氣增而久，夭之由也。

增氣者，助其氣也。如黃連之苦，本入心瀉火，多服黃連，反助心火，故五味各歸，久而增氣，氣增必夭折，可不慎歟。

陰陽應象大論曰：因其輕而揚之，因其重而減之，因其衰而彰之。

輕者在表，宜揚而散之；重者在內，宜減而瀉之；衰者不補，則幽潛沉冤矣，補則再生，故曰彰。

形不足者，溫之以氣；精不足者，補之以味。

此影之之謂也，陽氣衰微則形不足，温之以氣，
則形漸復也；陰髓枯竭則精不足，補之以味，則
精漸旺也。

其高者因而越之
高者病在上焦，越者吐也，越于高者之上也。

其下者引而竭之
下者病在下焦，竭者下也，引其氣使就下也。通
利二便皆是也。或云引者蜜導、膽導之類，竭者
承氣、抵當之類。

中滿者瀉之于内

中滿泒氣虛中滿也如脹滿而有水有積傷寒

而結留便閉是也月字與中字照應

其有邪者漬形以爲汗

漬浸也如布桃枝以取汗或煎湯液以薰蒸或

表實邪重藥不能汗或冬月天寒發散無功泒

漬形之法不能汗也

其在皮者汗[illegible]而發之

邪在皮則淺矣但分經汗之可也

其慓悍者按而收之

慓者急也悍者猛也怒氣傷肝之症也按者制

伏、酸收如芍藥之類是也

其實者散而瀉之

陰實者以丁姜桂附散其寒陽實者以芩連梔柏瀉其火

審其陰陽以別柔剛

審病之陰陽施藥之柔剛

陽病治陰陰病治陽

陽勝者陰[illegible]傷治其陰者補水之主也陰勝者陽傷治其陽者補水中之火也

定其血氣各守其鄉

或血或氣用治攸分，各不可紊也

血實宜決之

導之下流，如決江河也

氣虛宜掣引之

提其上升，如手掣物也

五常政大論曰：病有久新，方有大小，有毒無毒，固宜常制矣。

病久者宜大劑，病新者宜小劑，無毒者宜多用，有毒者宜少用

大毒治病，十去其六；常毒治病，十去其七；小毒治病，

十去其八無毒治病十去其九

藥不及則病不痊藥太過則正乃傷大毒治病十去其六便當止矣毒輕則可任無毒則可久任也

穀肉菓菜食養盡之無使過之傷其正也

病雖去而有未盡去者當以飲食養正而餘邪自盡若藥餌太過便傷正氣

必先歲氣毋代天和

五運有紀六氣有序四時有令陰陽有節皆歲氣也人氣應之以生長收藏此天和也于此未

明則犯歲氣伐天和矣

六元正紀大論黄帝問曰婦人重身毒之何如岐伯曰有故無殞亦無殞也

有孕曰重身毒之用毒藥也故者如下文大積大聚之故有是故而用是藥所謂有病則病當之故孕婦不殞胎亦不殞也

帝曰願聞其故何謂也岐伯曰大積大聚其可犯也衰其大半而止

大積大聚非毒藥不能攻然但宜衰其大半便當禁止所謂大毒治病十去其六者是也

續醫說十卷四冊　明　姑蘇俞弁子容父著

聖散子方

聖散子方因東坡先生作序由是天下神之宋末辛未年永嘉瘟疫服此方被害者不可勝紀余閱葉石林避暑録云宣和間此藥盛行於京師太學生信之尤篤殺人無數醫頓廢之昔坡翁謫居黄州時其地瀕江多卑濕而黄之居人所感者或因中濕而病或因雨水浸淫而得所以服此藥而多效是以通行于世遺禍於無窮也弘治癸丑年吳中疫癘大作吳邑令孫磐令醫人修合聖散子遍施街衢并以其方

刊行、病者服之十無一生、率皆狂躁昏瞀而卒、噫、孫公之意、本以治人、殊不知聖散子方中有附子良薑吳茱萸豈蔻麻黃藿香等劑、皆性味燥熱、反助火邪、不死何待、若不辯陰陽二證、一槩施治、殺人利於刀劍、有能廣此說以告人人、亦仁者之一端也、

治病六難

嘉禾周伯器嘗云、惟貴勢人之病難治者有三、群醫爭欲售、所能、攻、補雜施、一難也、遇下不以禮、自重者、不肯往、所往者、非所重、二難也、唯唯取悅、孰得盡禁其欲、三難也、余亦有三難以補周之未備、朝病暮藥

速欲求效，四難也，獵涉方書，有病自治，五難也，不信服藥，惟仗鬼神，六難也。

明目化痰

食後以小紙撚打噴嚏數次，氣適則目自明，痰自化。瑣碎錄

菊花枕

菊花枕久之，令人腦冷，以決明子置之枕中，最能明目。瑣碎錄

達生散

古人湯散命名，必有取義，如催生方，名為達（音他）生散

何也羊初生曰達羊子易生無留難也故取其易生而無產難之義詩經生民篇云誕彌厥月先生如達是也

傳經失治

戴原禮辯傷寒論中所謂傳經一日太陽二日陽明三日少陽豈有第二日病在裏而第三日又在半表半裏者何也以五行生尅論之陽主生則水生木太陽膀胱陽水合傳之少陽膽木兼太陽在表少陽表裏之間陽明在裏自外漸入於內次第正當陽明居少陽之次此說實前人之所未發陶節菴傷寒瑣言

未之及何耶。

葱蜜相反

仲景金匱要略云，葱與蜜不可同食，食之令人心疼。正德間嘉興王姓者，因遠歸，以魚鮓饋遺其姻家，偶因薦觴食者咸死，或謂其鮓之有毒故也。竊意鮓與蜜安得殺人？造鮓者其中必有葱，蓋葱與蜜同食，能殺人耳。古人云，蜜罐不可盛鮓，食之致死，豈欺我哉。

風藥忌葷

服風藥禁食葷，不惟無効，亦甚相反。楊誠齋詩語，此嘗見人立至于死。韋航紀談

膽衡

錢仲陽以顱顖著名其治一產婦、因事大恐而病病雖愈、目張不得瞑、人皆不能曉以問於錢錢曰病名膽衡、煮郁李仁酒飲之使醉則愈、所以然者目系內連肝膽、恐則氣結膽衡不下、郁李仁可去結、隨酒入膽、結去膽下、目則能瞑矣、如言而效昔人稱錢仲陽醫如李靖用兵度越縱舍卒與法會觀此信然、

醫經原旨

虎口三關

薛雪集註

此見古人之診小兒者未嘗不重在脉也即雖初脫胞胎亦自有脉可辨何後世幼科如水鏡訣及全幼心鑑等書別有察三關之說於脉則全置不問夫三關乃手陽明之浮絡原不足以候藏府之氣且凡在小兒無論病與不病此脉皆紫白而兼乎青紅雖時有濃淡之異而四色常不相離也何以辨其紫爲風紅爲寒青爲驚白爲疳又何以辨其雷驚人驚水驚獸驚之的確矣近代醫家習此爲常並全不知脉欲

濟其危胡可得也偏攷並無三關名目惟經脈有察
手魚之色者若乎近之然乃槩言診法亦非獨爲小
兒也則三關之說特後世之異端不足憑也故凡欲
診小兒者在必察氣口之脉面部之色呼吸之聲或
兼察手魚亦可也且小兒之脉原非大方之比不必
多歧但求於大小緩急虛實六者之間可以盡之診
得其眞取如反掌旣明且易豈不大愈於彼哉

瘟疫彙編 六冊

汪期蓮梅軒彙編

辨色

戴麟郊曰：風寒主收斂，斂則急，面色多繃急而光潔。瘟疫主蒸散，散則緩，面色多鬆緩而垢晦。人受蒸氣，則津液上溢於面，頭目之間多垢滯，或如油膩，或如烟熏，望之可憎者，皆瘟疫之色也。一見此色，雖頭痛發熱，不宜擅用辛熱發散。一見舌黃煩渴諸裏症，即宜攻下，不可拘於下不厭遲之說。

周杓元曰：色之現於外，其象至顯，且有諸內必形諸外、可一望而知之、如肝熱左頰先赤、肺熱右頰先赤、脾熱鼻赤、腎熱頤赤、心熱額赤、肺熱之類、觀于某部之赤、即可以識某臟之熱矣、推而論之、青則爲寒、黄則爲濕、黑者多實、白者多虛、溫病屬熱、無不面赤、甚者如大醉、後如暑天遠遊、面多翻脹紅赤、大抵瘟病初起、天庭必晦、溫病將愈、鼻準先光、若晦不堪者、病邪必重、鬆緩微潤者、勢漸輕、是又可謂望之憎如油臟如烟燻、爲溫病之色、誠至言也、予靜參至言也、予靜參至理、瘟病者癘氣也、神者氣之餘、色者神之標元、癘之氣、內受而爲病、外現而爲色、理固然也、

瘟脉

楊栗山曰瘟病脉不浮不沈中按洪長滑數右手反盛於左手總由怫熱鬱滯脉結於中故也若左手脉盛或浮而緊自是感冒風寒之病非瘟病也

瘟疫發汗法

戴麟郊曰時疫貴解其邪熱而邪熱必有着落方着落在肌表時非汗則邪無出路故汗法為治時疫之大端法也但風寒汗不厭早時疫汗不厭遲風寒發汗必兼辛溫辛熱以宣陽時疫發汗必兼辛涼辛寒以救陰風寒發汗治表不犯裏時疫發汗治表必通裏

其不同有如此。故方疫邪傳變出表時，輕者亦可得表薬而汗散，若重者，雖大劑麻黃羌活，亦無汗也。以伏邪發而未盡之故。亦有不用表薬而自汗淋漓，邪終不解者，蓋自汗緣裏熱鬱蒸而出，乃邪汗，非正汗也。必待伏邪盡發，表裏全徹，然後或戰汗，或狂汗而解。所謂汗不厭遲者此也。辛凉發汗，則人參敗毒散、荊防敗毒散之類是。辛温發汗，則大青龍、九味羌活、大羌活之類是。發汗兼通裏，則吳氏三消飲、六神通解散、防風通聖散之類是。更有不求汗而自汗解者，如裏熱閉甚，用大承氣以通其裏，一不已而再，再不已而三、直待裏邪遂尽、表裏自和、多病者思得涼水久而不得忽得痛飲、飲盡落枕、而汗大出、汗出即解、此不求汗而自汗解者二、又如平素気虚、屡用汗薬不得汗、後加人参於諸解表薬中、覆杯立汗、此不求汗而自汗解者三、又如陰虚及奪血枯渇之極、用表薬全然無汗、用大滋陰潤燥生津薬数剤而汗出、如水此不求汗而自汗解者四、總之疫邪汗法不専在乎升表而在乎通其鬱閉、和其陰陽、鬱閉在表、辛涼辛寒以通之、鬱閉在裏、苦寒攻利以通之、陽亢者飲水以濟其陰、陰渇者滋潤以回其燥、気滞者開導、血

凝者消疾必察其表裏無一毫阻滯乃汗法之萬全此時疫汗法理不同於風寒謹撮諸汗症詳列於左

發熱　惡寒　無汗　頭項痛　背痛

腰痛　肩背痛　膝脛痛　周身股節痛

下法與傷寒不同

戴麟郊曰時疫下法與傷寒不同傷寒下不嫌遲時疫下不厭早傷寒在下其燥結時疫在其鬱熱傷寒裏症當下必待表症全罷時疫不論表邪罷與不罷但兼裏症即下傷寒上焦有邪不可下必待結在中下二焦方可下時疫上焦有邪亦可下若必待結至中

下二焦始下則有下之不通而死者傷寒一下即已仲景承気諸方多不過三剤時疫用下药至少三剤多則有一二十剤春時疫下法有六結邪在胸上貝既下之貝既本非下药用至兩許即解結邪在胸及心下小陷胸下之結邪在胸脇連心下大柴胡湯下之結邪在臍上小承気湯下之結邪在當臍及臍下調胃承気湯下之痞滿燥実三焦俱結大承気湯下之

神　讝妄

高麟郭曰風寒之邪傷人令人心知所苦而神自清

如頭痛作寒熱之類皆自知之、至傳裏入胃、始神昏譫語、緣風寒為天地正氣、人氣與之乖忤、而後成邪、故其氣不昏人神情也、瘟疫起令神情異常而不知所苦、大概煩躁者居多、或如癡如醉、擾亂、驚悸、及問其何所苦、則不自知、即間有神尚然、自主者、亦多夢寐不安、閉目即有所見、有所見、即譫妄之根、緣瘟疫為天地邪氣、中人人病、中物物傷、故其氣專昏人神情也

頭眩有三症

戴麟郊曰、時疫頭眩有三、其一、風熱頭眩、乃時疫本

病寸口脉浮多而發熱，荊防芎薄天麻為主，黄芩為輔。煩渴加石膏。其一，痰水頭眩，乃時疫兼痰，脉沉而弦滑，兼嘔，胸脘滿，悸動，前胡為主，半夏、茯苓、枳橘、膽星、萊菔、蘇子為輔。然必視時疫大勢屬表屬裏，於痰用本方中，加此數味可也。其一，虛痰頭眩，乃時疫變痰，多見於汗下清解後，或素有痰症者，如上虛寸口脉不及關尺，多汗少氣，不足以息，心悸，參芪為主；中虛關脉不寸尺，多從嘔利太過而來，不思食，苓、术為主。三虛皆可加天麻，或虛痰已見，仍夾有疫邪燥熱，則不妨兼用清熱之品，或補後脉氣稍實，再為清解，亦

可大抵時疫頭瘟多屬熱少屬虛治須斟酌若傷寒之陽頭瘟又當遵仲景法治之

膝疼

藝林郊曰時疫初起膝痛發熱者邪在太陽經也獨治檳榔牛膝為主兼軟者濕甚也蒼朮為主然此特太陽之一症初起以解表邪大勢為先膝痛專求一二味而已若經汗下表邪大勢已解則當察其邪氣之有無正氣之虛實專治下部不然恐致殘廢倘餘邪未盡屬於下部則仍有熱疼如骨蒸小便黃赤以黃栢苡仁清濕熱檳榔木通通壅滯筋攣則秦艽木

瓜。筋痿則蒼术、防已、紅花，腫則赤芍、丹皮、續斷、芎歸。若無餘邪，見心悸，二便熱數，尺脉虛小，則當以補腎為急，六味加牛膝、枸杞、知柏，滋益陰精。

脛痛

戴麟郊曰：時疫初起，脛痛痠者，太陽經脉之鬱也，獨活為主。兼攣者治在筋，加秦艽、木瓜；兼腫者治在肉，加木通、赤芍、檳榔；兼軟者屬濕，濕溫俗名軟腳溫，往往一二日即死，宜白虎加蒼术湯，或蒼朮、黃柏。此与膝痛頗同。未經汗下，則解表之大勢加一二味脛痛專藥。表症已解，惟留此，當專治之。若屢經汗下而

兼虛症亦以補腎爲主、

周身疼痛之辨

載麟郊曰、項背腰膝脛足肩背諸痛、已列於前、則周身之疼痛備矣、茲復列周身骨節疼痛者、以痛在一處、邪有所注、痛在周身、邪有分布也、專注之邪、須通其凝注、分布之邪、須解其縛束、故治周身疼痛、疎表其大法也、而疼與痛亦有別、疼輕而淺、痛重而深、疼痛與拘攣又有別、疼痛舉動如常、拘攣屈伸不利、疼痛病在營衛、拘攣病在筋脉、合疼痛拘攣又有上下深淺前後之不同、在半以上爲末疾、淺而易解、在半身以下為本病，深而難治，合上下之痠痛拘攣，在未經汗下者，又有別未經汗下，屬邪盛宜宣伐，已經汗下，屬正虛宜調補，明乎此，則痠痛在周身在一處，按症施治，無不當矣。解表諸方，人參敗毒散、九味羌活湯、六神通解散、大羌活湯。

發黃

戴麟郊曰：時疫發黃有四，一宿食，二蓄水，三蓄血，四鬱熱。當疫症初轉在表時，胸膈痞悶，目珠黃，面鼻正中黃，宿食壅於胃脘也，於表藥中加山查、神麯、麥芽、萊菔子。傳裏時，小便不利，腹滿而鬱蒸，面目身但黃，蓄水也。

四苓散加山梔子茵蔯。胸腹有軟痛處，小便自利，大便黑，而發黄者，畜血也，桃仁承氣湯。熱在下焦，大小便俱不利，而發黄者，鬱熱也，茵蔯蒿湯。凡發黄，必以二便爲辨。二便謂屬上焦，小便不利，屬水。小便自利而大便黑潤，屬血。大小便俱不利，屬鬱熱，乃胃熱移於膀胱，不必利其小便，但當通其大便，是以茵蔯湯有專切也。發黄當辨其色，上焦宿食發黄，只有面目，不及周身。畜水發黄，周於身，兼微黑而黯淡。瘀血發黄，亦兼微黑，而潤澤。鬱熱發黄，兼赤而鮮明。此即以黄辨黄之法也。

煩燥

載麟郊曰煩乃心煩情思不足神不安而形如故躁則形復揚手擲足形不寧而神復亂煩輕而躁重也在他症有謂煩屬心躁屬腎者煩屬陽躁屬陰者在時疫總屬鬱熱熱淺在上則見煩躁之形熱深在下則漸近昏沉而煩燥是時疫初起可即煩燥之輕重辨病之傳變之輕重不煩燥則非時疫設氣色神脉合苔有時疫確據亦屬但表不裏之輕症凡初起憎寒壯熱而煩燥者邪在半表半裏也三消飲九味羌活湯大神通解散選用隆冬宜甚汗難出者大青龍

湯蔵𤍠湯亦可借用、舌苔白、黄渴而喜飲、自熱汗出而煩燥者、邪入於胃也、白虎黄芩三承氣小陷三黄浮心涼膈散選用、舌苔已黑、煩燥譫迷昏沉者、邪入心包也、犀角地黄湯加羚羊角黄連解毒湯選用、犀経汗下清涼表裏、但無阻滞而煩躁者、陰液傷也、生脉散六味地黄湯、吴氏諸養榮湯選用、汗解清利滋潤諸法不应、而煩躁加甚者、當细驗舌苔、若黄黑苔中宴夾一塊白潤、是為夾水、或平素胸有痰飲、或未病之先、曾飲冷物、或初煩躁時過飲冷水、恣啖凉物、或或用清涼太早、皆能停飲於胸膈胃脘之間、宜飲拂鬱其疫熱，外不能達表，內不能傳胃，故煩躁轉甚。聽音之後，更細按胸脇，滿痛而軟，漉漉有聲，再細察其脉，右寸關或弦緊，或緩，皆停水確據，當以蒼朮、半夏、茯苓、厚朴先消其水氣，然後治其煩躁，無不應者。不論舌苔有無黃黑，但煩躁而兼小便不利者，雖無水氣在胸脇，而小腹畧有滿痛處，即當以導赤散、瀉心湯、四苓散、豬苓益元散利其小便，所謂心邪不從心瀉而從小腸瀉也。

口苦

戴麟郊曰：熱邪在中上二焦則口苦，非特時疫爲然即感風寒口苦亦屬少陽熱症如時疫當惡寒發熱表證正盛時一見口苦即於發表諸藥中倍加清熱之品輕則黃芩體重則知母再重則石羔不但三陽表症如此即三陰裏症手足冷熱惡寒嘔利胸腹滿不渴症狀似乎純冷無熱而一兼口苦即當於溫藥藥中加利熱之品如半夏蒼朮草菓厚樸必加春木通芩澤甚至加知母黃芩本吳氏達原飲之義口苦為熱症的據每遇症狀糢糊寒熱莫辨必借此以決之至舌苔黃黑乾燥煩燥熱渴閉結又清下之不可或緩者矣

神解散 [illegible]

神解散

白殭蠶酒炒一錢 蟬蛻五個 神曲三錢 金銀花二錢 生地二錢

木通 車前子炒研 黄芩酒炒 黄連 黄柏鹽水炒

桔梗各一錢

水煎去渣入黄酒半小杯蜜三匙和匀冷服

初覺憎寒壯熱頭痛徧身痠痛口苦咽乾胸腹

满悶者此方主之

楊栗山曰此方之妙不可殫述瘟病初覺但服

此藥俱有奇驗外無表藥而汗液流通裏無攻

菜而熱毒自解，有斑疹者即現而內邪悉除，此其所以為神解也。

羊毛溫疹治法

周杓元曰：羊毛溫疹，有輕重遲速之分。感邪輕而發之速者，挑擦固愈，即不挑擦亦愈，藥不出神解、太極諸方。若夫感邪重而發之遲者，癘氣久蘊于三焦，熱象忽彰于一旦，證現胸悶、壯熱之形，且有紅紫氣刺之舌，脈洪口渴，譫語神昏，此邪鬱極而發也。不行挑擦之法以瀉熱，不用雙解之法以滌邪，不至脹悶而斃者幾希矣。夫証有輕重者，邪也；發有遲速者，邪之化与不化也故用药得當邪從外化則為汗為利為吐衄為班疹氣血得以條暢榮衛得以宣和毛其化矣邪不外化內鬱于上焦使肺氣不宣溫邪不散清肅之職變成濁渾之區且肺為生毛之藏以氣相感毛其現矣或謂平人之身得蒸鬱之久搓則毫毛自落此說似乎近理而細推知大有不然人身之毫毛甚短而茲之盈寸盈尺者与此不符人身之毫毛色白而茲之或紅或白或間五色者与此更覺不符晄況毫毛生于皮膚而針挑必在肉裏且毫毛遍身皆可搓落而羊毛獨在胸背之間此其顯而易見不待

辨而自明苟或偶有平人搓出直与病者異無異經每越數日即病可見瘟邪感受潛伏于裏癈之輕重遲速更可見矣余恭讀

御纂醫宗金鑑羊毛疔症除毛有法用菜有方黑豆蕎麥粉以塗之五味消毒飲加軍以下之堂堂煌煌正治法門自當遵倣其法表裏雙解之

羊毛疔與八

劉松峯曰萬曆間金臺有婦人以羊毛遍鬻於市忽不見繼而都人身生泡瘵漸大痛死者甚眾瘵內皆惟有羊毛有道人傳一方以黑豆蕎麥末塗之毛落

而愈。莜音喬紫錫郎北方之喬麥

六一泥飲蚯蚓米糞

治瘟疫八九日，已經汗下不退，口渴咽乾，欲飲水者，六一泥即蚯蚓糞，不拘多少，新汲水調服。

雞子拖清熱法

雞子拖法

用雞子打一孔，留黃，將清傾在病人腹上，用手在腹上圓轉攤抹，久則漸成白沫，用手便抹棄，再打開一雞子，依樣搽之，止用四五枚，腹內覺清涼。

黄德環家烹鱉用箬笠蓋其釜揭見一鱉仰抱其笠背皆是爛然蹤跡猶能伸縮家人憫之潛於河中後此人患熱病垂危困臥於河邊將食夜有一物徐徐上身其人頓覺涼爽及曉視胸臆間悉塗淤泥其鱉在身三匝三顧而去即日病瘥

治蠅法

憶昔年入夏瘟疫大行有紅頭青蠅千百為羣人家必有患瘟而亡者後傳一法用鐵盆不拘大小納白凡四兩用滚水傾入盆内令滿將凡化開次以口含火酒連噴三口於盆内凡取桃枝一枚剔兩頭

令通去仁用紙包鎗藥少許塞桃核空殼內用紅線繩一根穿入核內將紅線為弦取桃枝縛作一弓安於鐵盆中凡水內弓背在下弓絃向上再用桃木作箭三枝揷入盆外青繩自當遠辟瘴家即免瘟疫其盆隨便安於宅之僻處經歲莫動相傳極效

痘疹傳心錄

水楊 冬藤

水楊苦平止久痢而多功浴痘瘡而起發即忍冬藤也春冬用枝秋夏用枝葉生水邊細葉紅梗枝上有圓果滿果有白鬚散出今醫家用水楊樹根則

誤矣樗白皮味苦澁寒有小毒濇血止瀉痢殺虫收

產腸

豆豉下氣

淡豆豉味甘苦寒入肺脾二經解肌發汗下氣清煩

治寒熱溫瘧瘴痢

傷寒活人辯證

醋炭沖鼻

發狂難制醋沃火炭令氣沖其鼻中即定然後察其

陽狂陰狂用藥不定者爲神乱無主必死

醫經醫理類

醫範

〔日〕南涯吉益　著　〔日〕大江廣彦　校正　紀藩稽古館藏板　文政八年刻本

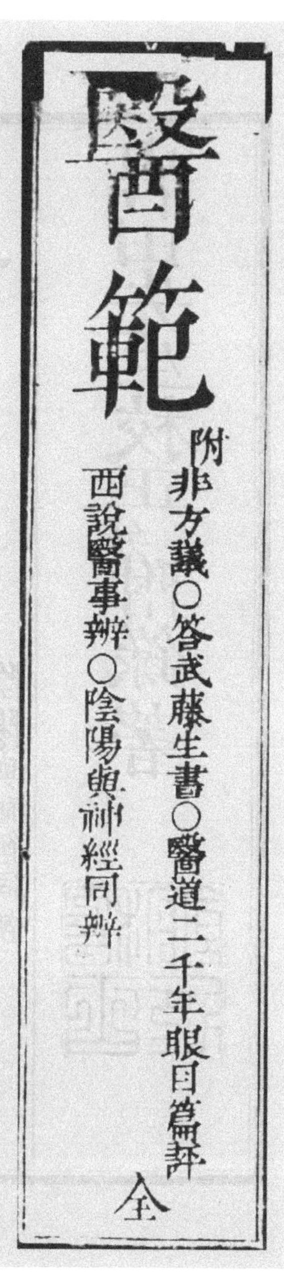

醫範

附 非方議○答武藤生書○醫道二千年眼目篇評
西說醫事辨○陰陽與神經同辨

全

南涯吉益大先生著述

醫範

附非方議
答武藤生
醫道二千年眼目篇評
西說醫事辨
陰陽與神經同辨
合冊

岩田先生校㝎并附錄著

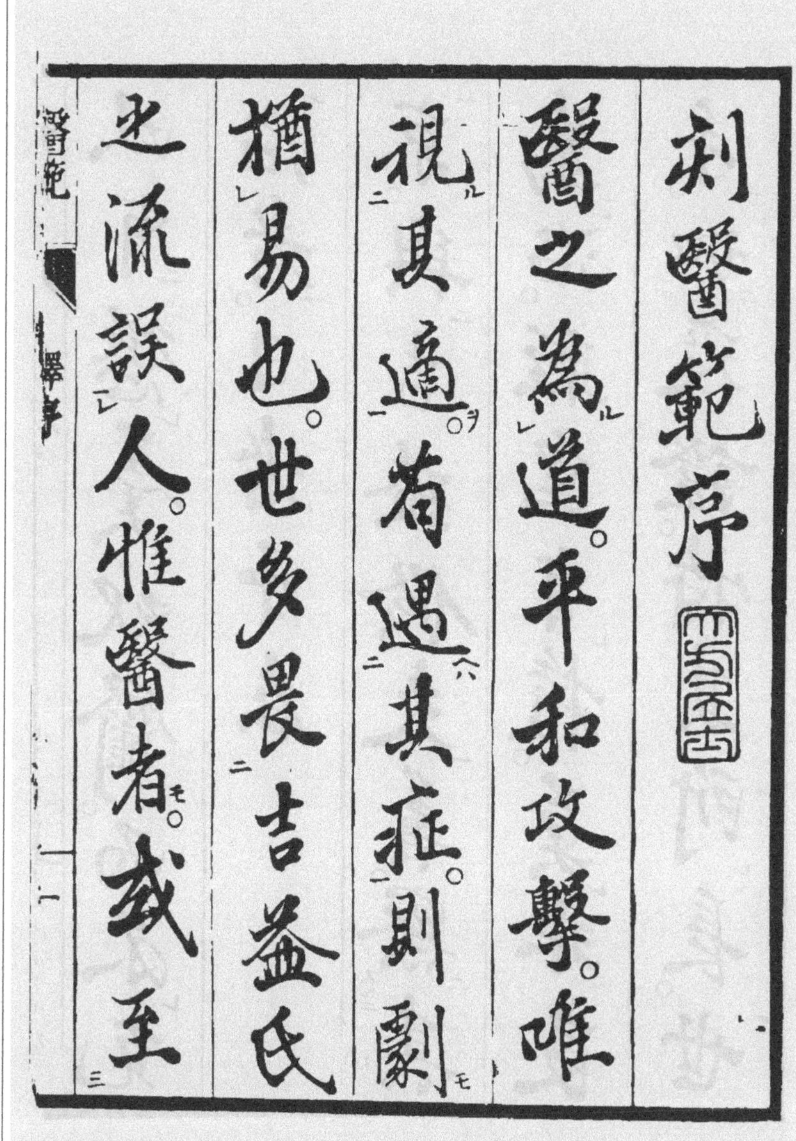

刻醫範序

醫之為道平和攻擊唯視其適苟遇其症則劇擿易也世多畏吉益氏之流誤人惟醫者或至

醫範 序 一

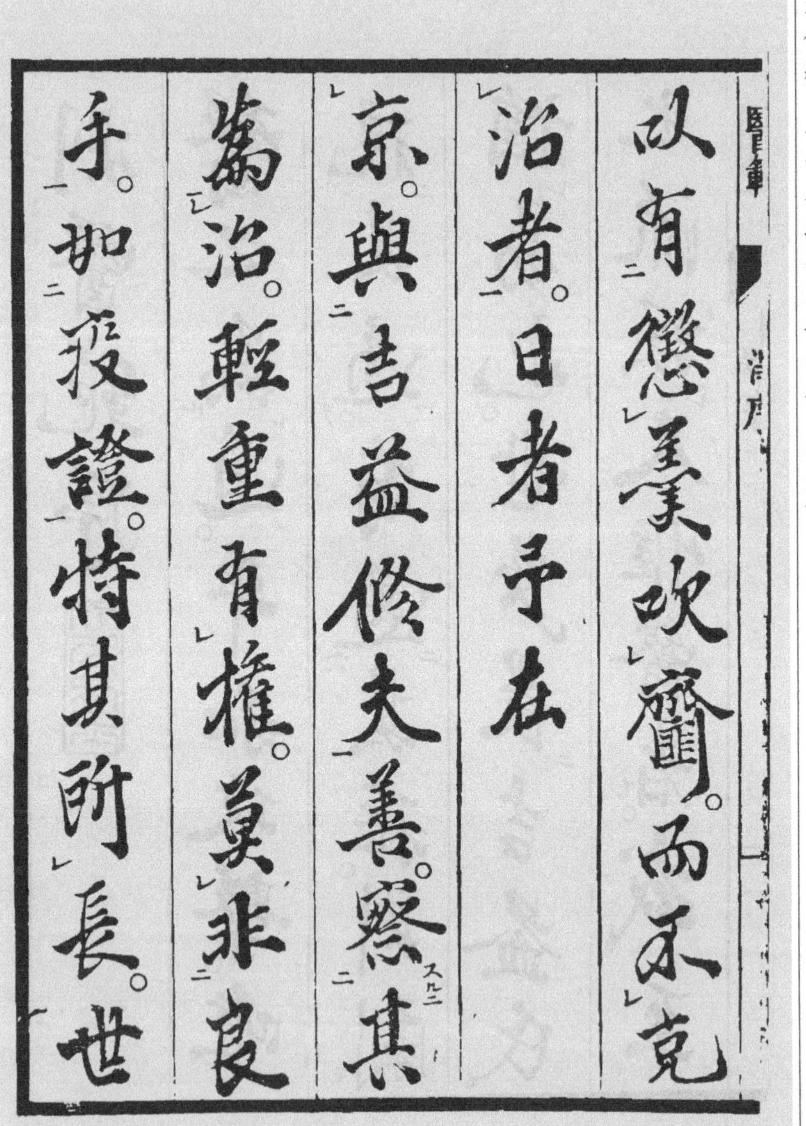

以有懲羹吹齏而不克治者。日者予在京。與吉益修夫善。察其爲治。輕重有權。莫非良手。如疫證。特其所長。世

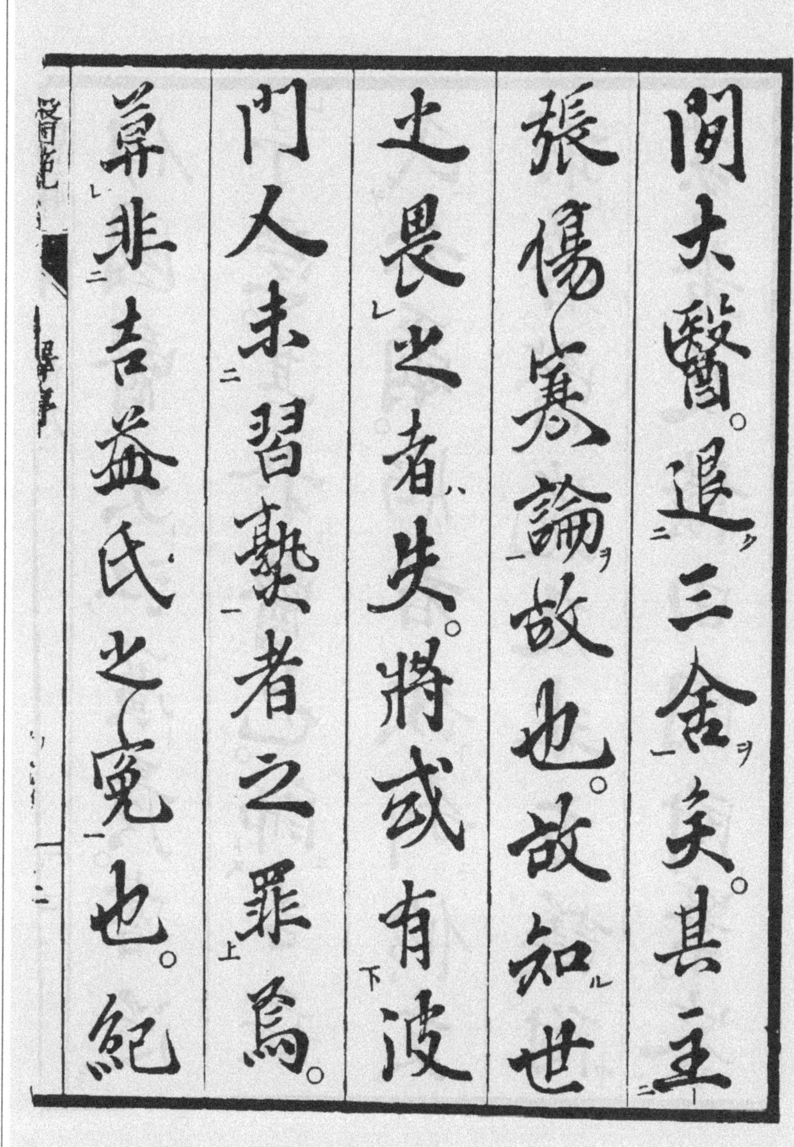

聞大醫。退三舍矣。其主張傷寒論故也。故知世之畏之者失。將或有波門人未習藝者之罪爲。蓋非吉益氏之冤也。紀

伊國醫大江廣彥嘗從
予學。甚於醫也。師吉益
氏云爾。屬者欲刊修支
耶著。醫範及非方議附
其著及橫田朗所筆。答

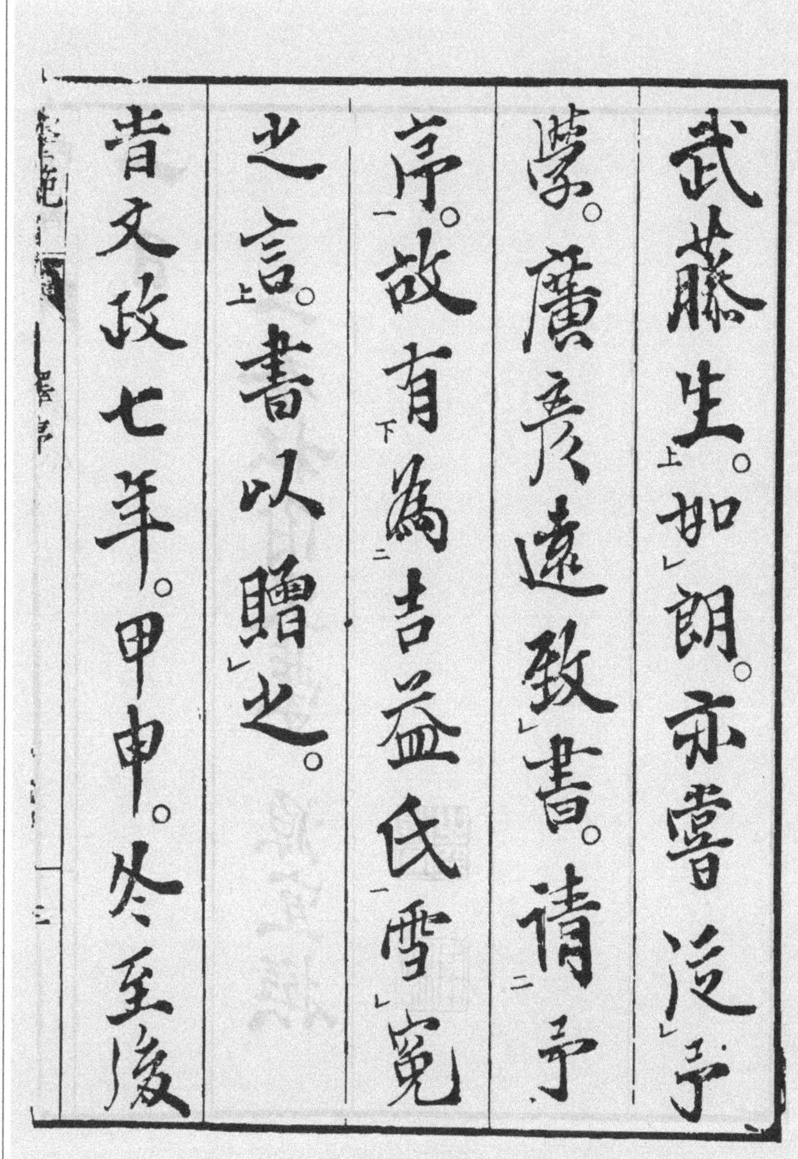

武藤生。如朗。亦嘗從予學。廣彥遠致書。請予序。故有為吉益氏雪寬之言。書以贈之。旹文政七年。甲申。冬至後

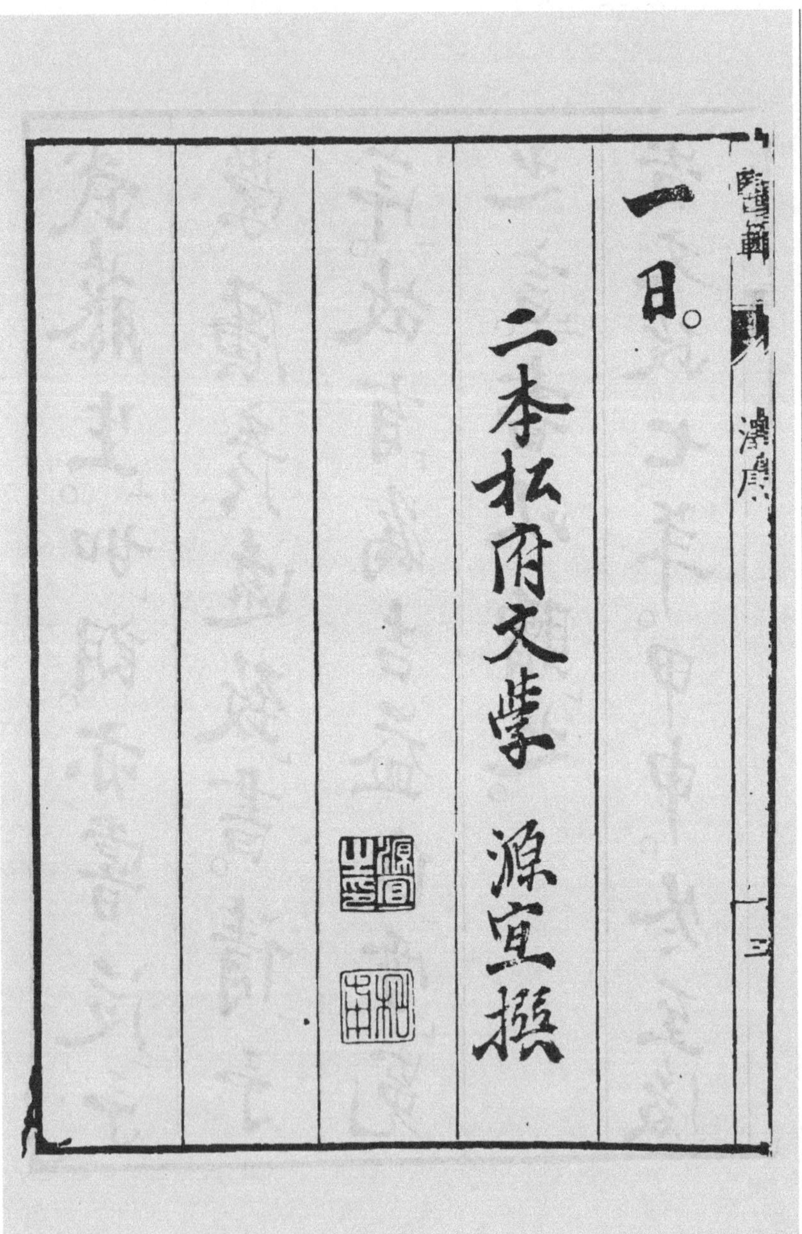

一日。

二本松府文學　源宜撰

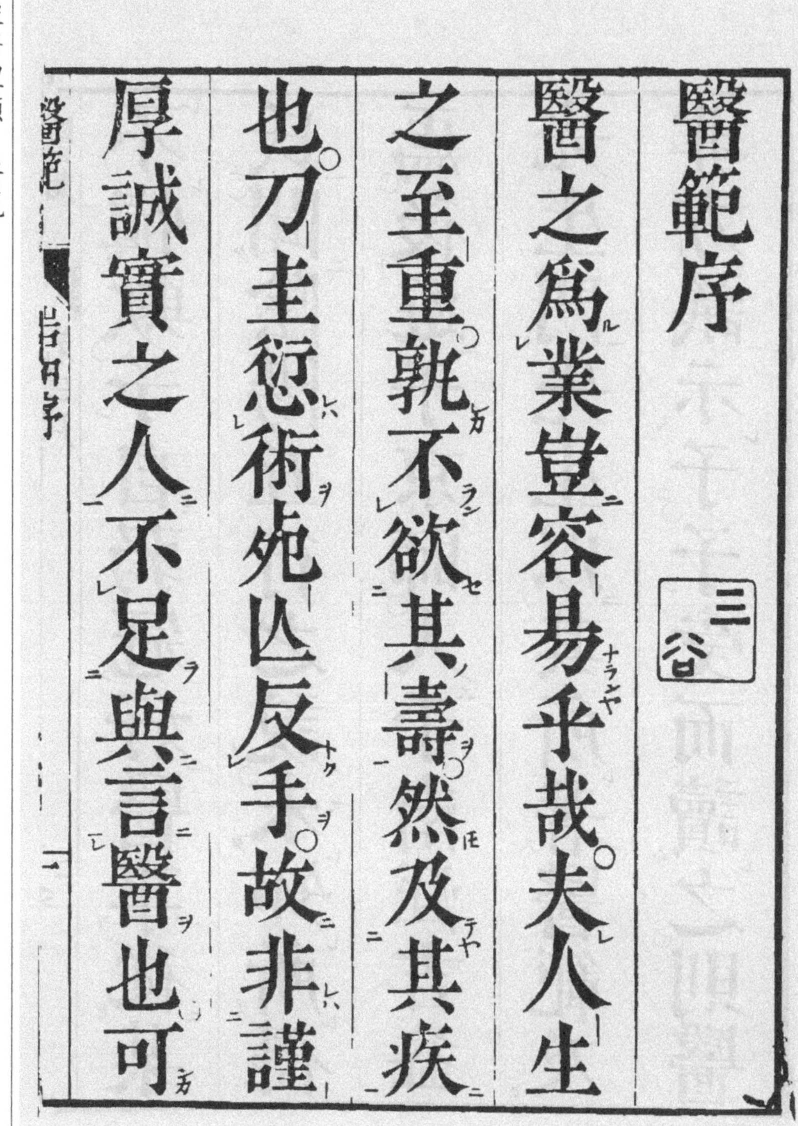

醫範序

三谷

醫之爲業豈容易乎哉。夫人生之至重。孰不欲其壽。然及其疾也。刀圭愆術。死以反手。故非謹厚誠實之人。不足與言醫也。可不慎歟予自弱冠好醫事從某氏聞陰陽五行之說未知所得焉後遊于京師入于南涯吉益先生門先生以其所著醫範及非方議示予予受而讀之則醫

術之要。診察之法。言簡而意盡。
瞭乎如發矇。予於是乎始似有
所得也。蓋吾先生之於醫也。因
一傷寒論爲之辨說。而開示萬
世之法則。其敎導門生。其目有

六焉曰順逆曰虛實曰所在曰
主客曰劇易曰有無是也天下
之學者景慕而輻湊者凡三千
人可謂不墜先考之業矣高足
門人賀屋氏嘗爲後進著傷寒

論章句。續醫斷可謂勤矣。雖然至其精則讓于精義醫範二書多矣。讀者驗之古今醫籍可以知其說之不謬也。是以吾家常令童子先讀醫範。是予所以尊信先生也。今省謄寫之勞，刻之于家塾，以傳同好者。于時文政七年甲申春正月，木國醫大江廣彥謹識于大阪客居擇中館。

附言

○醫範中。所云友人某者。是村井琹山也。學醫於東洞翁。亦西藩一豪傑也。然其論說。與吾師南涯先生不同。學者惑焉。於是先生。爲著醫範非方議二篇。以示門人。一家論說。醫道要領。在初學尤爲讀仲景之書之急務。

○琹山翁所著之醫道二千年眼目篇既

行于世。大補翼東洞之道。可謂忠臣也。雖然。其中蹐駁亦甚多。故余把筆以評其是非。今附錄于此。

○琴山門人武藤生。嘗以疑事數條質之於南涯先生。先生事務之繁。無暇於把筆。命門人横田生。令就各條下辨之。是皆醫事之要務。不可不知也。故附之于此。

○自後藤香川松原山脇吉益五大家與以來天下之醫得曉陰陽五行之妄說自阿蘭之說行于世而來得明臟腑之位置流物之道路諸器之條理雖然其說或穿鑿有誣妄不鮮殆近于好事余懼學者不能察也因爲西說醫事辨陰陽與神經同辨二篇以載于卷尾

大江廣彥識

醫範

南涯吉益先生著

門人木國醫　大江廣彥謹校正

友人某謂子曰子頌者示門人以氣血水辨是背先師萬病一毒之旨可謂孝歟何不改其過猷拜謝曰嗟乎子尊信先師至矣非猷之所及也雖然其言異於猷之所聞夫道者天下之道而非一

人之道也。父所未能詳辨。子宜詳辨之。已所未能審明。人宜審明之。子思之作中庸也。言孔子之所未言。以發之。可謂不孝乎。先人嘗謂猷曰。汝學吾所以學。而勿謬我言。譬如畫圖。徒摸其所摸。遂失其眞。吾之所以尊信秦張而學其道。以其徵諸事實有治驗也。苟有治驗。雖非秦張之言。豈可不尊信哉。方無古今。

論無新舊。必期之於治驗。夫氣血水辨。非余之新說。傷寒論書莫不由於此。先人亦開其端曰。附子逐水。水蛭治血也。醫之論病症。不以此三物以何爲規矩。三物之變。三極之道也。不可不知焉。今作醫範。示氣血水之辨。固不背萬病一毒之旨也。

萬病皆一毒。藥亦皆毒也。以毒攻毒。是醫

要道。人之身爲陰陽和平如春。此爲常體。若有所偏勝。此其病患。病必害性。是以謂之毒。毒無形。必乘有形。其證乃見。乘氣也氣變焉。乘血也血變焉。乘水也水變焉。夫血者水穀之所化血也。是以有三物焉。三物之精。循環則爲養。停滯則爲病。失其常度。則或急或逆或虚或實。諸患蔚起。各異其狀。證緣物而生。物隨症而分。證者末也。

物者本也。雖有見證，不分其物，何益之有？譬如望雲霓而不知晴雨也。凡論病以陰陽，古之法也。是分其大體而已，藥方未可處矣。太陽病，有桂枝湯，有葛根湯，有麻黃湯。一病而三方，所以有氣血水之辨也。其人頭痛發熱，汗出惡風，是氣之變，而桂枝湯證也。以其發熱知血不凝，以汗出知水不滯。其血凝者，雖自汗出，不得發熱，項背强几几。葛根湯證是也。其水滯者。雖必發熱而不得汗出。身疼喘鳴。麻黃湯症是也。證備如此。則不辨三物。雖曰其湯證可也。或變證出。或見一證。長沙方中。無可徵證則其何由論病。何由置方。方此時。聚類推證。以分三物。辨其主客。審其所在。知其四態。是謂之規矩。何曰主客。黃連阿膠湯。瓜蔕散。建中湯。同治心中煩。而其方異者。以主客異也。黃連阿膠湯。氣主而水血爲客。故但煩而已。建中湯。血主而氣爲客。故悸而煩。悸者血也。劇則致衂。不得發熱。是其候也。瓜蔕散。水主而氣血爲客。故滿而煩。滿者水也。氣不發散。必上衝吐水則愈。是其候也。主者先見。而客者後出。是知主客之法也。何曰所在。病位也。表裏內外是也。一身頭項背腰。此爲表也。外體面目鼻口咽喉胸腹此爲裏也。內外者。出入之辭。以睛舌心骨髓爲內極位也。外也者。自內而外出也。內也者。自外而內陷也。對內則表裏俱外也。內外者。經也。表裏者。緯也。桂枝湯。治一身煩。黃連阿膠湯。治心中煩。柴胡湯。治胸中煩。煩者其氣一體。而治方何異。以其所在異也。譬如雨久而虹東見則爲晴候。晴久而虹西見則爲雨兆也。何曰四態急逆虛實是也急者順行而進之謂也逆者刼行而退之謂也虛者虧而不足之謂也實者盈而有餘之謂也心煩者物同其所在而治方何異以其態異之故也梔子豉湯證熱氣見於外身熱煩熱或頭汗出是急而心煩也白虎湯證熱氣伏於內口舌乾燥或渴其背惡寒是逆而心煩也酸棗仁湯證表裡無熱不得眠是虛而心

煩也。承氣湯證。表裏有熱。大便鞕。是實而心煩也。一煩之變。如此多端。萬病之變雖難窮極。而要之不出乎三物之變也。三物之變。三極之道也。以此推證。何病不分。證也者末也。物也者本也。不知其本。焉能分其末。子其思諸。

醫範　終

非邨大年麻黄湯條辨氣血水說

南涯吉益先生著

門人　大江廣彥謹校正

予頃讀邨大年所著之方議，見麻黄湯條辨氣血水說，如徒論諸書生，未嘗施于事實也。其說曰：不論氣與水血，隨證治之，在驅其毒而已。夫證在彼者，而雖羅列一身，宜以法論之，若不以法論之，其證何由得分證者何以顯知隱也。於醫謂之證。於病謂之應。應與證。非其本物。觀之有法。陰陽之義。以分形狀。此之謂規矩。扁鵲曰。聽病之陽。論得其陰。聽病之陰。論得其陽。陰陽義也。天地萬物莫離此義。陰陽以分其義。義以推其證。證以知其物。古今之通法也。氣陽而無形。水與血陰而有形也。陰者自偶。而陽者自奇也。水氣爲陽。血氣爲陰也。

陽病者。氣有動水血之證也。陰病者。有水血塞氣之證也。陰陽之義。以推諸證。則氣與水血自在其中也。先師雖說萬病一毒。至辨藥能則曰。附子逐水。朮利水。蝱蟲水蛭治血證。是其端也。夫氣與水血雖養身體之物。偏則爲害。以其爲害。謂之毒毒也者。傷害物之謂也。我知其爲毒。不知所以毒也。其所毒之物三。而至毒於我則一也。

是以謂之一毒一毒之謂。示治病一於攻。而無補益也。豈爲治法乎。夫醫之治病有其證則用其方。不加私意從仲景之遺訓。此謂之則。雖然病之於變異證同病異病同證。諸證雜出有如古訓者甚稀矣。方此時。以陰陽之義辨氣與水血。推彼知此。定其治方。此謂之法。太陽篇壞病不舉其證。則曰隨證治之。無證則以無論之體也少陽篇。壞病舉其證。則曰以法治之雖證在茲。不以法論則其義不分。徒治其標。不能治其本。不異於小兒捕影也。楚有一將。學兵法。聞鴻雁亂行則有伏兵。而引軍入山。猪鹿自深谷出走軍中。不知有伏兵是學證而不知義也。雖有病証。不論其義。則治之無法。雖萬病爲一毒。一藥所不能治也。有熱氣。則用逐氣之藥。有瘀血。則用敗血之藥。有宿水。則用逐水之藥。雖水血在體中。以其應見於大表。各得其物。凡水之爲病。或發汗。或利小便。或吐下水。則其證乃已。以知其爲水也。血之爲病。或吐血下血。或腫膿。或經閉漏下等諸證動。以知其爲血也。氣之爲病。有其狀。而無其形。氣發散則其證盡退。以知其爲氣也。其無徵於前者。必有徵於後。非空理。非臆見。有所見之實言也。大年。不辨氣與水血。曰驅其一毒。則病愈。譬如家室有災。而不辨其由。唯曰除災則家室自安。而水災不防水。火災不滅火也。何得除其災哉。若有萠兆。則宜察水火之變。導之滅之。萠兆者證也。水火者物也。雖有萠兆。不辨其物。除災無由。雖有病證。不知其物。去毒無法也。故三物不可不辨也。大年曰。水血者一也。故云汗者血之餘也。汗亦水也。液亦水也。豈血非水哉。是可謂理屈而不知實也。雖血本爲水。水自水。血自血。不可混淆。夫水乾則無色。血雖乾有色。若滌物則不灑之以生薑汁。其血不去。物各有分。若血塊用甘遂。水腫用桔梗。豈可獲治功乎。大年引證曰。麻黄湯桂枝湯。雖非治衂方。服之衂即愈。小柴胡湯雖非治血之方。服之經水來。皆隨證而不拘血。仲景之法也。此大年不知論證之法也。衂者血不為主。氣逐血之證。故瀉心湯主治衂。藥皆氣藥也。桂枝湯。麻黃湯。衂非主證。故服麻黃湯。發汗則衂自止。服桂枝湯。頭痛退則衂自止。小柴胡湯證。寒熱主而經水客也。故曰適斷。曰熱入血室。主去則客自散。古今之常法也。大年何讀書之粗邪。又引有水毒而不治水之徵以下利腹脹滿。身體疼痛者。及服桂枝湯。大汗出脈洪大者。嗟乎論證之法。何異於古也。下利腹脹滿。疼痛者。逆氣外行也。裏氣逆者。四逆湯主之。四逆湯證罷而身疼痛者。逆氣復外行未解也。桂枝湯主之。大汗出者。水脫出之證。脈洪大者。氣盛之候。皆氣之變病。而藥亦氣藥也。豈得爲水毒邪。又曰。毒竭則氣及水血。反其正也。可謂妄說矣。一旦爲邪氣爲畜水爲瘀血者。如何邪瘀畜去。而氣及水血得反其正乎。反其正者。身體所循環之新物。而非邪瘀畜之舊物。以藥攻之。則其所出之物氣與水血之外。未見有他物。何以爲一毒邪。又曰。桂枝湯證。豈無腹候乎。可謂牽强矣。桂枝湯解表之方。而其證悉表候。何有腹候上衝者。以其變在腹。爲徵歟。上衝下後變證。氣不能外行而致此病變耳。非裏有病。此氣逆上行。表不解之候。而桂枝湯劇證也。頭痛發熱惡寒。或身疼痛則以其氣外行不上衝也。不上衝則何以知在腹邪。豈以乾嘔爲徵歟。乾嘔者。在胸之客證也。頭痛惡寒者。在表之主證也。桂枝湯疼痛在身。此表候也。然以身體者誤也。身體者。裏而附子證也。桂枝湯無脇腹拘急失溺之證。而以爲其徵麻黄湯證。無惡寒及身體疼痛。而以爲其徵。皆私說而非法言也。孔子曰非法言不敢言。先師之所慎也。夫傷寒論係證皆出乎實者也。其證之前後。其證之有無劇易異證。順逆同證。皆法之所存也。不可忽焉。桂枝湯證。惡寒而不喘也。麻黄湯證。喘而不惡寒也。桂枝湯身疼痛。則不發熱。二方證相合。發熱惡寒。身疼痛者。大青龍湯證。此證之有無也。頭痛而乾嘔者。桂枝湯證。乾嘔而頭痛者。是吳茱萸湯證。此證之前後也。大柴胡湯證。劇則心下痞鞕。嘔吐而下利也。易則心下急。鬱鬱微煩也。此謂之劇易異證矣。桂枝湯治惡寒。附子湯又治惡寒也。此謂之順逆同證矣。仲景之法。不可不審也。而太年曰。隨證而已。曰驅一毒而已。曰不拘氣與水血。是不知其法也。不知其法而用藥方。非暗投冥行而何也。

非方議終

答武藤生

承問東洞夫子之爲敎也始于藥徵終于方極類聚方而雜說不與焉然則如傷寒論讀之可不讀亦可云云

夫醫之學也方與法耳未可以闕其一也方者藥方也而法則施治之法也方意雖審病證不明病不可治也病無定證證有定義以法論之知其所在分其主客然後方可處也昔者東洞先生作藥徵類聚方方極方之極備無復餘蘊也然而法之未詳學者臨

病。探求方極中。無對其證之方。不知運用之法。暗投冥行。使病者至危篤。是所謂。堯舜之智不周于物急先務之類。今南涯先生所以用力也。夫法之所存。傷寒論一書。外之則無復可據。已足下其思諸。

承問。傷寒論所謂六經。後人之攙入也已。云云。

夫傷寒論所謂三陰三陽。以病狀言之也。非謂經絡部位也。故稱某病。而不稱某經也。假以示病之大體而論傷寒已。乃狀態頒然。條理著明。此傷寒論所以爲治萬病之規矩準繩也。東洞先生之時義未詳。故削之耳。

承問脈不足證云云。

夫脈亦證之一端也。或以示病義。或以分疑途。傷寒論中所以舉脈者。是已。夫證全具。則何待脈。若見證一端疑途難辨者。必徵之脈以斷之。太陽上篇。白虎湯條舉脈洪大以分于五苓散。可見。其他不暇一一枚舉。此其言脈之義。豈不確然著明乎。若夫二十七脈。及五動五十動。候五臟之氣等說。皆後人之妄言。係叔和之撰耳。皆未可從也。

承問。不率由方極藥徵云云。
夫處方不可不由極也。固矣。雖然非以法論之。則將何用知其極而用之哉。故醫之學亘先知法也。今南涯先生之教。先傷寒論。而後方極藥徵。爲之故也。不然不舍。是則東洞先生之意也。

承問。仲景氏方。銖兩升合。云云。
西土尺寸銖兩升合。以世有異同。其詳不可得而知也。吾邦古來雖其有論之者。而未分明昭著。如東洞先生有分量考。亦言其概略耳。故不博示之人。其或有方選以備調劑云爾。雖則數量未可悉。乃大率合于古之規是已。故施之有治驗苟施之有驗則由之可也。何更摸索之爲。今足下所言。於桂枝湯可也。及至大柴胡湯其何以煮哉。

伯耆醫　橫田朗識

醫道二千年眼目篇自一卷至三卷評

瞑眩之說。是也。然惜邨井氏。以此眼目。未克識尚書眞僞辨焉。夫尚書眞僞者。豈啻攙入類已乎。然是未可以非醫人而失其善也。孟子所引古書瞑眩之言者。得其正矣。是邨井氏之意也。非其言在尚書云爾。且也所謂瞑眩。固在譬喻。凡譬喻之道。極言之。如曰如履薄氷。豈有薄氷可履焉者乎。欲以言其危也。故極言之。如瞑眩之義。殆有類焉者也。如偏僻稱之則亦將有失焉耳。此亦古書所喻之意也。其察之哉。蓋施治之道。不如由平和奏効也。然有取瞑眩焉則不得已而然矣。此與用武之事同。以用武之道解醫事稱瞑眩之意。則思過半矣。

邨井氏謂司馬遷其言善矣。如伯夷傳。亦尤多妄。吾黨皆不取也。別有論。使邨井氏讀焉則鼓舞稱契合矣。此不具且。邨井氏說扁鵲非一人若二人。可謂卓見也。秀菴先生亦既辨之。

周禮醫官十全謂治十不失其一也。曰不失者其處方爾。豈有異論乎。如程頤說。愚亦甚矣。邨井氏所舉顔師古蘇轍多口疑周禮之說固皆未足掛齒牙其勿以厚誣古籍焉可也知祇其死生之言以爲醫道之大要云爾然引越人趙家謙讓之言以論之亦似不平焉且也醫固與知死生在古鴆亦醫所職一件春秋傳可證也然不唯古焉則處方失得大死生人民此醫人當深愼畏之事也故言死生人以戒之善矣何矧所謂祇其死生蕩蕩大道平平常語愚謂醫十全之外或多死人矣

晉侯謂子產博物也專指其博古邨井氏以爲可笑

者失之。

飲食之毒。恐亦不動男女之情矣。予以飲食一毒男女亦一疾也已。故醫和之言。終爲眼目矣。和曰節之可謂格言矣。過則生害也者。謂其在身者。或過之則生疾也。六氣者。雖固在天。然通在身。以其本爲一之故也。然而醫所治。固在其身之天氣也。故皆原論之。豈可必非之乎。如其職所在陽淫熱疾陰淫寒疾風淫末疾。雨淫腹疾。晦淫惑疾。明淫心疾。是也。夫六者。固皆專指在身矣。不復指其在天也。此其辨也。

邨井氏非上醫醫國之言。如東洞於山崎侯諫其信佛法者。其謂之何。平公蓋因醫和之言。以改其近女之失。故壽更加十年也。醫和所以云者。固謂其不改之。而處方未可也。故喝起曰。疾不可爲也。亦豈必謂死之謂與。且也爲字與治字亦有辨。凡訓詁者。假其相近。然本義皆有辨矣。何唯茲焉。凡邨井氏論古人者。皆殆有一概之弊。如更察其全。則幾矣乎。

若藥不瞑眩。厥疾不瘳。如邨井氏苟克稱之。必將恕予言瞑眩之甚者也。且予意猶濕桑卒章焉。在今猶全奉東洞先生。以無貳者。四方罕有也。而武府有某氏者焉。其子弟有名眩字子瞑者。其産鬻藥物矣。時予與之戲曰。土塊家産。珍寶醫道。子鋪之藥。誰其買之哉。以諷其偏。子瞑竟不從矣。偶覽邨井氏醫則。以有念某氏與其子弟也。故不覺言及此者。於彼此之間皆有隰桑末章之意云爾。嗚呼。所謂皇極之道。必當及醫。以奉其訓也。其三德曰。或剛或柔。與正直。以迭行之。其所宜異。以故爲三。如瞑眩殆在剛焉。凡學

問之道在去其不平與客氣以止爭心也此亦所謂皇極中正之道也予甚有以望東肥諸子焉所謂藥者其在此也與其在此也與

大江廣彥識

校合

卷一十一紙，左半。以言不舉人，以人不廢言。亦宜循奉本書。改云，不以言舉人，不以人廢言。外人恐有顛倒之誚。故敢謂之。

十二紙，左半。所謂實難據信也。實當作良。

十六紙，右半。以玆可見當改云於是可證也。此東洞子之文也。然郁井氏爲蔽其過藏其拙。是亦其任。

卷三廿四紙，右半。是豈可謂醫乎。此亦東洞翁之

文也然字不可如此使用宜亦改云不可以稱醫

矣然後郵井氏忠於東洞翁矣。

同上。　奚能後世醫沉痾。使之立於疾醫之正路

哉此語不通宜奚字下有有字。能下有起字使上

有而字。之字作其可也

三十五紙右半。引禮記者　愚謂主君上而言之者。

君上以三世食其穀之醫。爲已服藥之手。古者有

外寇反間鴆殺之患也。故其備如此。亦時不通用。

匹夫不可必然也。郵井氏以爲如何。

左半。九折臂春秋傳及孔叢子。皆爲三折肱。肱不亦愈乎。

三十八紙右半。引語云云。宜必改焉。所校見前。

四十一紙右半。巫醫説愚謂巫醫皆祭陰陽或在外或在内。故連用也。人無恒者其陰陽罔極。巫不能用祭也。終并醫以言之耳。皆爲南人俗言之意。以有深云。

四十六紙左半。子不語怪力亂神。按子豈不語神乎。易禮皆昭昭然矣明。是怪力一亂神一。前儒解皆失。以至於有非左之誣妄矣。李充曰。力不由理。斯怪力也。神不由正。斯亂神也。其說爲可。

卷四。七紙右半。　唯病之治而已。亦當去而已二字。以藏其拙也。然後忠焉。

同上。　故術不可不以修焉。不以字倒焉。字當作也。

同上。　於醫無有損益矣。有字究語。

廿七紙右半。　孔子曰者。亦宜必改焉。以聖語致顛倒不可也。

卷五中。　華和。獵犹。中國語。失貴內賤外之体。由闇

天朝職原之禮法也。故邨井氏稱曰
和華者。既已爲失云爾。何[illegible]先華宜皆改之曰中
外。吾黨相戒言語文章。必當尊內略外。以不獲罪
於
王公與古聖人也。邨井氏以其喚韃清之見反有此
失者。尤爲可惜如何如何吾
邦爲中土。以其在正帶間風氣無所牽引也。風氣
無所牽引以其溝四海也。是唐土未及焉。且也人
倫之敎言語之美實有甲於地球者。而未嘗爲他

邦之屬也如之何其稱彼曰中華若中國以爲
邦辱也往歲胡清來舶醫胡兆新有以用印焉曰
中華徵士吾師大方澤先生有因崎縣官屬某以
示之文詩誅其不敬矣彼不能答云噫予豈可默
然於邨井氏乎且也豈邨井氏之意與乃其承前
儒之訛爾又曰前儒多盲所以云者其不徵
右王且不知土美也故謂之盲且聖人之道春秋之
法孰不尊內哉猶且稱彼曰中華若稱中國也滔
然筆之自號曰書何書之有哉上并

天皇中兼君公下指已皆一切降爲夷矣哀哉至於其甚則直稱曰日本國夷人此在物茂卿贊孔子詞聖人有靈將怒焉已蓋天地神明有以怒之久矣於是乎使予與郁井氏之徒以辨而歸復其正也其宜鑑焉勿失幸甚

卷六以下未暇校萬病一毒太唯字爲勝如欲用唯字則語法宜云萬病毒唯一爲唯一毒者非漢語之法也南涯先生常云之此亦在郁井

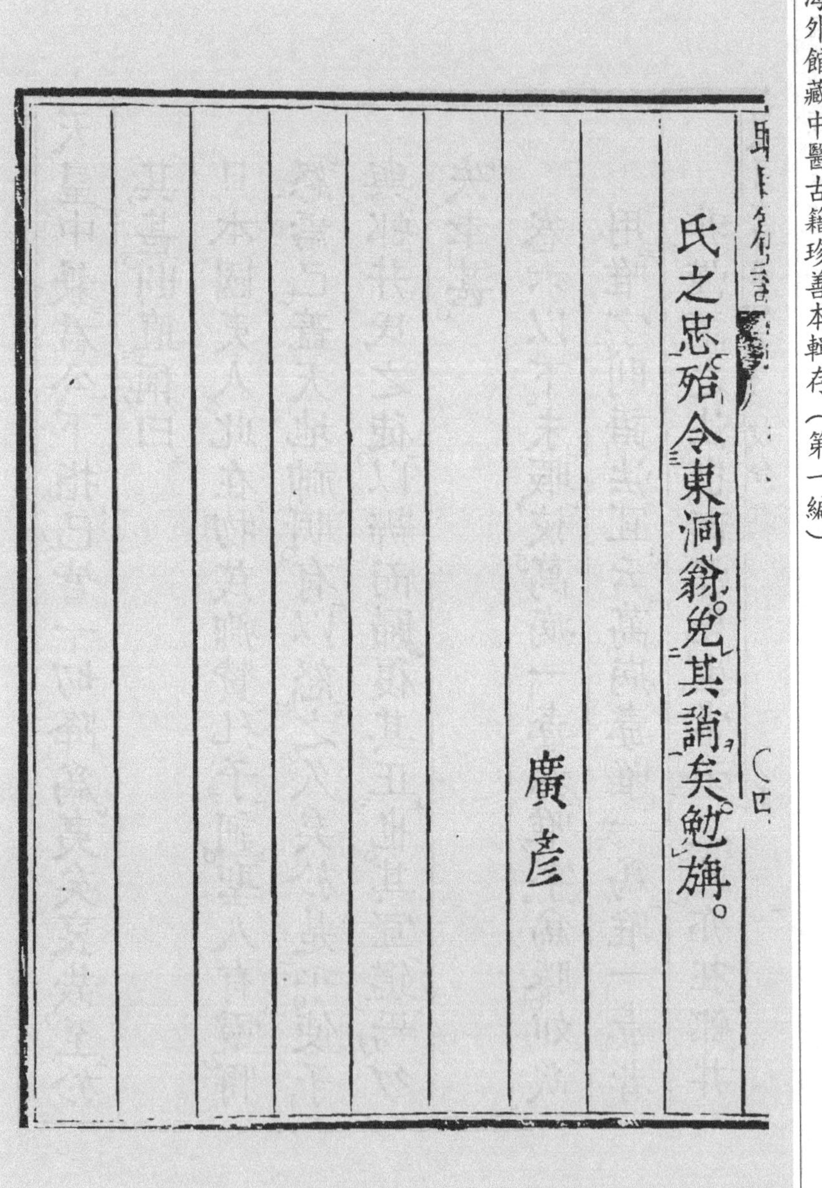

氏之忠殆令東洞翁兒其誚矣勉旃。

廣彥

西說醫事辨

有本然後末可研也。有本之善難矣哉。合天與人，必在實事是之謂有本之善。本之苟失，萬種之迹，逐事而慾。猶無本之不可以稱也。西洋醫事，解體爲本。夫解體以死者，不克以其生矣，豈足以爲本乎。人死之謂異物，異物而察，猶察之於鳥獸之間也。何以能醫于人哉。人之所以疾，則其陰陽而已矣。今舍其生之血氣陰陽，而解其死之骨節內景，何以能焉。譬猶登墟者因念古之全盛與其人，依稀髣髴，亦殆弗得也。

又譬猶觀黃河之古道。而汎想其洋洋湯湯激滔蒼波。曲折之勢。九分一逆奇怪之狀。及舟船溯洄沿流受風回棹之時。豈能合於禹功之水哉。血氣之爲狀也何異於積石龍門孟津陶丘入海以前之流乎而今觭之於解體之内景其爲荒徑廢途也太甚。且也其至以死之後。比之川。爲崩岸壞圻壅塞之多不然何以讒哉。魂魄相離。亦往來古今之際也而其開邈乎。何足以推舊也哉。然而彼尚以爲本遠矣哉。豈唯是焉。西洋之人。所務無本。競爲利而已矣。豈足以爲治化之本乎。悲夫。蓋稱西洋能天文其爲航海賈沽之用。是以不足論矣。孔子曰。唯天爲大。唯堯則之。言則之於政教實事之間也。彼豈與有之哉。亦拙矣。小也。是以醫事等不知通人天言陰陽也。其如性命何。易曰。昔者聖人之作易也。欲以順性命之正。是以立天之道。曰陰曁陽。立地之道。曰柔曁剛。立人之道。曰仁曁義。是也。彼不知性命。宜其不能醫事之本也。舶舶求利而不知危。則醫何爲。雖似精之甚。然斷無裨也。雖似智之深。然斷未大也。夫大智與小智之分無他在所識本末而已矣。人於末而精，君子不可爲也。
孟子曰。知者無不知也。當務之爲急。仁者無不愛也。
急親賢之爲務。堯舜之知而不徧物。急先務也。堯舜
之仁不徧愛人。急親賢也。不能三年之喪而緦小功
之察。放飯流歠而問無齒決。是之謂不知務。放飯流
歠大也。無齒決。小也。今彼皆反之。大端之昧。而小體
或覈。何足據考哉。吾故曰。小智也。無禅也。彼輩或欲
由而成大。幾許其不卻步欲前而自悔也歟。且也其
小體之明。足以欺人。昔者宋程子曰。佛法如淫聲美

色或未戒之則浸浸乎入在其中歟是也予於西洋醫事亦云吁人之欲學醫及病家請治必顧予斯言可也一相從受其說則遺禍而不自救人亦無由救之以其蠱也此猶鳩之於桑葚歟夫鳩食桑葚蓋醉而傷其性矣桑葚之味甘也詩喻之于女之與士耽兮至矣今初學之人其性亦如鳩焉如西洋之說甘而傷性易醉難醒也雖醒而免唯賢者之屬能之吾見百負中或有一二人未見十人中亦有其人也夫所說似精故見惑焉以其小智多稱易入豈知大道

或難入或難研似迂似疎乎大道所以若是者無他以其廣大而本美也本之美淡而難味夫本之美豈可以比肥甘乎故曰淡也又難味焉唯智者能味之苟克味之則滫瀡肥甘不足嗜也本之味猶穀食也歟吾　邦人恒食而活若夫鮮肉亦未可恒食也彼不在鮮肉殆在酒而已矣是以益難夫本之美難味以知之也加之以其廣大似迂似濶是以庸人未克悅此而去之彼其爲蠱惑沉溺而不能遷也悲夫今本之在陰陽通天地與人以臨疾病猶恐失之何況

西說紛紛擾擾百疾異本或在上下或在外內或腸或液亡羊迷路逐末萬種欲以察之乎倒置失措恠忪煩苦終未可以爲工也仲景氏曰陰陽是得其實矣有本焉有綱焉有要焉美也大也所謂風寒之疾表裡內外之分皆歸爲陰陽矣表與外猶絡析陽之名焉裡與內猶絡析陰之名焉風寒首云陽若是者所歸之分明也本之相通如此旦固取之天地之道以通之于人身有以要其疾病蓋無所遺矣今西洋何所能何所依何所通何所明識哉是尤幽眇叢脞

者也其所長蓋瘍醫而已然其內治亦不然矣汗吐下之法行其中正可也猶行大道於天下夫大道者何所不通哉所謂大中至正是也醫以是劑以是診以是處方病是以除雖夫瘍醫産科鍼灸鹽熨按摩之途無以中道無以行正則爲眚災不皿踵矣堯舜禹相傳云執中虞夏商周稱洪範皇極爲主周公孔子作禮行乎中庸皆中也東西神聖之訓正直并義皆正也豈有所不通於是醫事哉嗟醫之於人身猶王公之於天下國家也是以通焉此亦疏本之談也

若夫西洋。僻遠近北。故其事皆非中正矣。宜其未能本末也。則是赤髮碧瞳左衽之符而已矣。嗚呼。病哉。

大江廣彥識

西説醫事類

五

陰陽與神經同辨

陰陽也者。本諸血氣之名也。神經也者。察諸內景之名也。血氣者生。內景者死。其分似霄壤焉。而謂同蓋有所同。其分別之趣而已矣。夫陰陽之名。所以本其本也。其本何也。曰天地性命之本也。孔子曰。分於道謂之命。形於一。謂之性。夫道也者。一陰一陽之謂也。孔子又曰。一陰一陽奇偶相配。然後道合化成性命之端形於此也。夫故三陰三陽。克本其本云。今神經者何。神何。經曰何也。夫神也者。以精氣之神。未足也。

以不測之神未當也。蓋名之曰神。以握權於臆度。重稽於開體無所取焉。且也固爲大要之言。苟且之曰。未足以稱也。夫經也者。本末終始。明大可紀者之名也。今神經支別。其本稱難舉。此豈經乎。曰緯猶末也。蓋皆氣及液所通達之路也。然而曰經。不亦遠乎。孟子曰。不揣其本而齊其末。方寸之木可使高於岑樓岑樓仲景所謂三陰三陽也。方寸之木神經也。此公論也。然而彼徒猶必自信。必用强辨焉。予預抑之以事實。夫三陰三陽。主見病進。故自太陽及陽明。自陽明及少陽。自少陽及太陰。自太陰及少陰。自少陰及厥陰。莫不皆爲漸也。醫者表明之然後治法不惑。効驗如拾焉。今開體所主。豈在見病進退也與想像摸索。思議臆度。以待他日之用。似實非實。察之於此。醫之於彼。必多差也。平心察之。必知予言之不誣矣。記不云乎。詩曰。伐柯伐柯。其則不遠。執柯以伐柯。睨而視之。猶以爲遠。信矣。西說之迂。以此。夫良醫之法。於活物乎試之。於實事乎驗之。重機會也。取切近也。今開體察之以死者。爲非活物。且不爲實事也。爲智乎。

不字衍文

爲不智乎。旦也其事豈非過察之乎。君子之言不下帶不而道存。今彼屑屑辨人之百骸九竅内外。諸器形容。津液肌膚等。何爲夫西洋人之不慧至此乃窮。其於吾邦之人也。是之謂不宜其學必不行。

木國醫　岩田廣彦識

三谷岩田先生著目

校正大同類聚方　近刻　百卷

大同年中ニ安部眞貞出雲廣貞勅命ヲ奉メ日本國中ニ神代ヨリ傳来ノ妙方ヲ選ム書ナリ凡ソ藥方ノ書此ニ丅サルモノナシ

校正金蘭方　刻成　合本五冊

貞觀年中ニ管原岑嗣勅命ヲ奉メ神方ヲ多クアツメ病門ヲ分テ漢文ニカキ大ニ治療ニ益アル書ナリ

醫道　近刻　一冊

本邦神代ヨリ傳来ノ醫道ノ正キ丅唐阿蘭陀ノ及バサル丅ヲ辨論ス良醫タラン人ノ心得オクベキ丅ヲ舉ルナリ

醫訓　近刻　二冊

唐阿蘭陀ノ醫説ヲ折中シ人身ノ理ヲ示シ日本正醫ノ法則ヲモツテ万病ヲ療スル要ノ論ヲアゲムツカシキ病者ニ對スルトモ純粹タル神代ノ遺方ヲモツテ自由ニ治療ノテキル妙書ナリ

診則　　近刻　一册
唐阿蘭陀ニヨラス日本正傳ヲ以テ病人ヲ診察スル所ノ法則ヲ示ス是レ大同類聚方中ヨリ設クル処ノ法則ナリ

中正醫斷　三册
古今名医大医ノ輩皆外國ノ書ニ醉テ日本ニ絶テ医道ノ無キヤウニ思ソノヿヲ患ヒ四方ノ人ノ問ヲ答テ日本正医ノ方國ニスグレタルヿノ類ヲ多挙書之

神方經驗　三册
大同類聚方中ノ藥方及民間ニ傳来スル所ノ神ノ遺方ヲ以テ難症必死ト云所ノ病ヲ治ス治驗ヲ多ク擧ル書ナリ

二神遺方　五册
大己貴命少名彦命二神ノ遺方民間或醫家ニ傳テ秘藏スル所ノ妙方ヲ多ク集メテ名テ二神遺方ト新ニ名クル書ナリ

眼疾診候　三册
世間ニ所謂名家ノ秘本ヲ多ク採リ又唐土或阿蘭陀等ノ眼書ヲ折中シテ病名ヲ正シ吾一家ノ診察ヲ定ムル所ノ書ナリ

大同類聚方藥品考　五冊

醫範　附非郎大年麻黄湯條辨氣血水説　南涯吉益先生著門人岩田廣彥校正刻成　一冊

傷寒論五類　三冊

傷寒論二義　三冊

傷金方意略解　一冊

傷金方去加考　二冊

醫道二千年眼目篇評　刻成　一冊

西説醫事辨　刻成　一冊

本朝名醫傳　五冊

六經問答　一冊

紀藩 稽古館藏版

文政八乙酉十月刻成

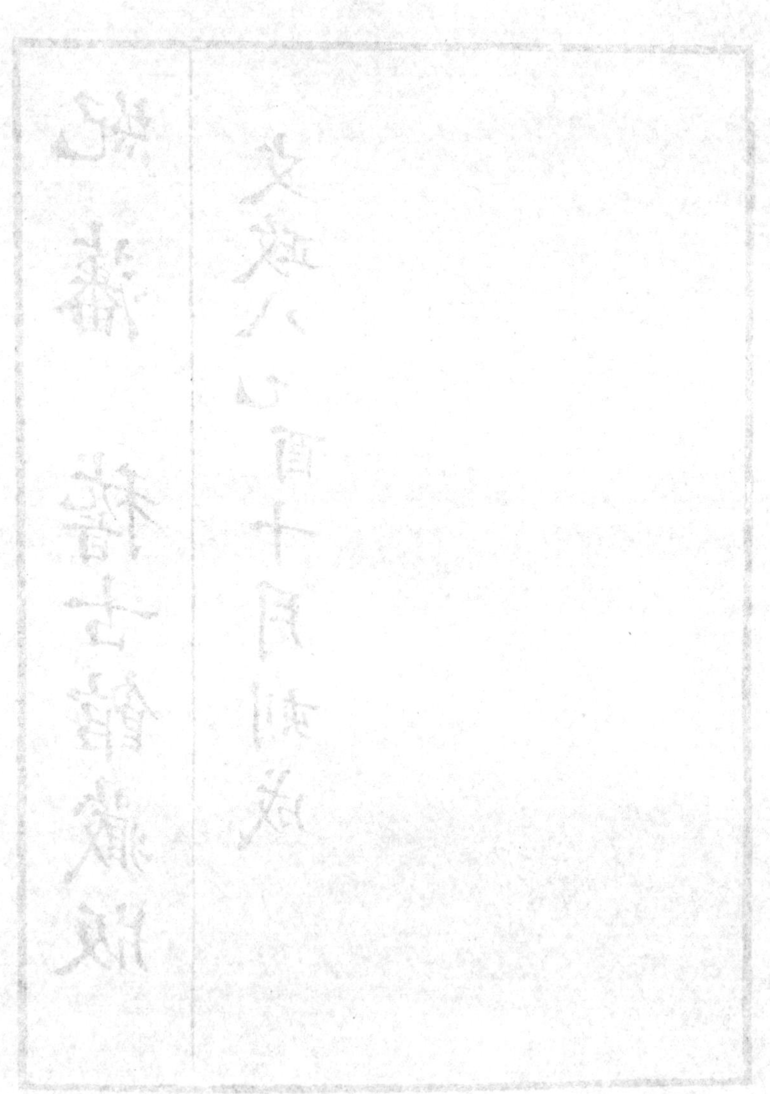